健康營養素小圖鑑

跟著可愛角色學習

防疫第一關！補充適當營養素！

監修：田中　明　女子營養大學營養診療所所長
蒲池桂子　女子營養大學營養診療所教授
插畫：いとうみつる　譯者：邱顯惠

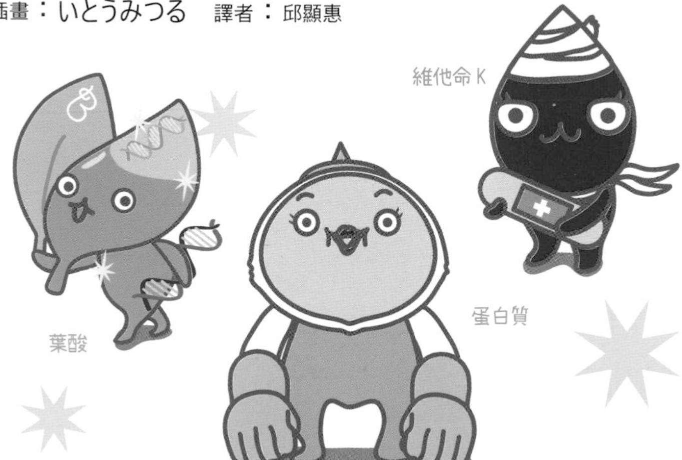

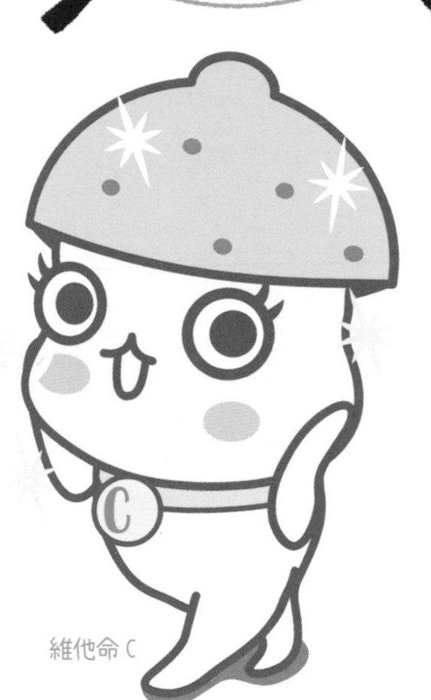

瑞昇文化

前言

在每天所吃的食物當中，大家喜歡吃什麼？討厭吃什麼？

「我還是喜歡拉麵、咖哩和烤肉啊！」、「我想要強化骨骼，所以習慣喝很多牛奶！」可能也有人會說：「雖然知道對健康有益，但我就是不喜歡吃蔬菜……」好惡因人而異，每個人都有喜歡的食物和討厭的食物，但所有食物都含有對大家的身體而言極為重要的營養素。

從嘴巴入口的食物，會藉由身體的胃部和腸道變小、弄碎，分解成細小的營養素。營養素會從腸道周圍遍布的血管或淋巴管進入肝臟，再慢慢循環經過整個身體，然後在身體需要之處組成肌肉或骨骼。此外，在天冷的時候也能帶來保暖身體的作用。

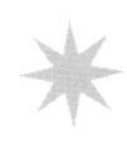

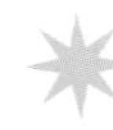

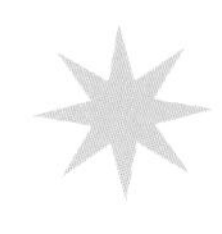

三大營養素是構成身體的基本要素。維生素會完美協助三大營養素和礦物質發揮作用，礦物質會成為骨骼和血液的材料、使肌肉靈活活動，在身體中傳達各種信號。也就是說，每一種營養素都非常重要。

一聽到「營養素」這個字眼，可能會覺得好像有點複雜，但不用擔心這個問題！只要和可愛、獨特的營養素角色一起學習，一定會覺得和營養素變親近了。一起瞭解營養素，讓每天用餐都變成超級快樂的一件事吧！

女子營養大學　營養門診教授　**蒲池桂子**

本書閱讀方法

在本書中，對身體極為重要的營養素會變身成可愛角色登場，由這些可愛角色為大家介紹各個營養素的功能、含有這些營養素的食物以及適當的攝取方式。

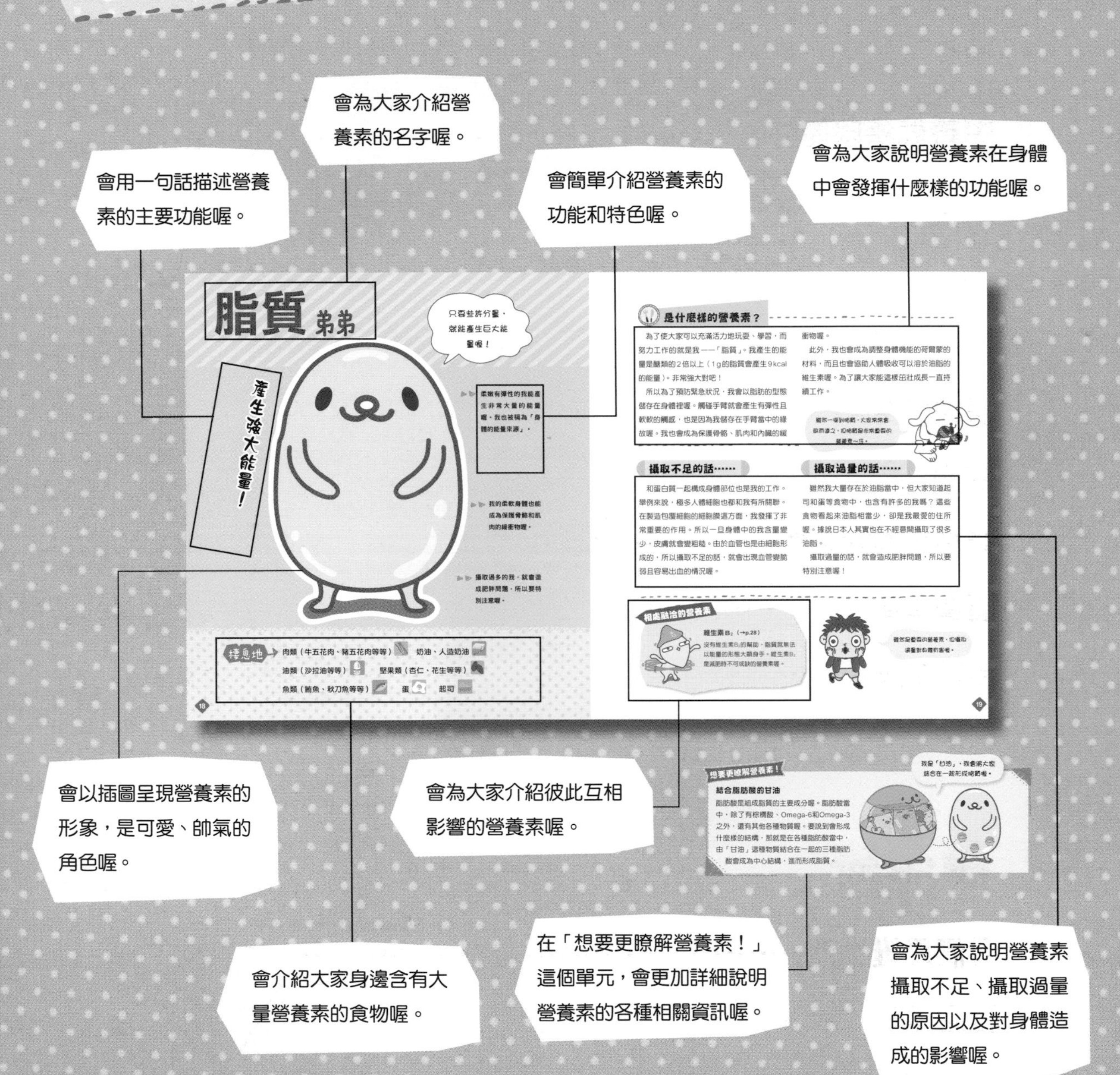

目 次

三大營養素

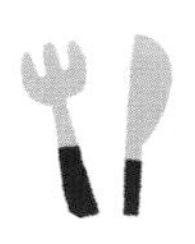

維生素

礦物質

營養素探險隊

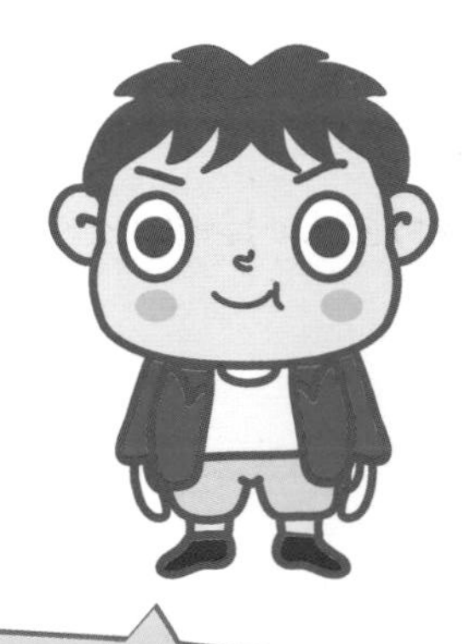

小營

略為挑食的小男生。
最喜歡吃漢堡，身材微胖。

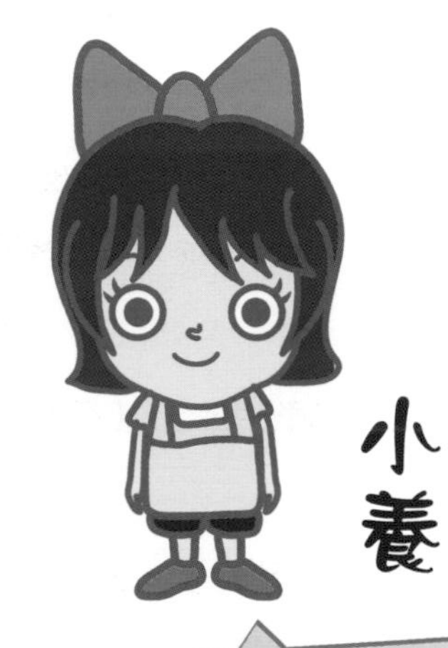

小養

熱衷減肥的小女生。
現在正沉迷只吃蘋果的「蘋果減肥法」。

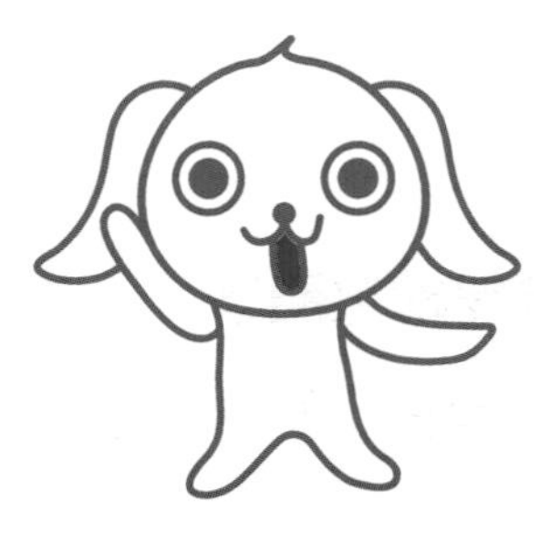

素素

小營和小養一起養的小狗。
其實相當瞭解營養素的各種資訊。

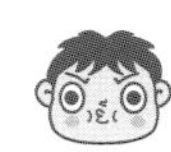

小營「今天的餐點又有青菜了啦～。我討厭吃青菜啊。
好想每天吃漢堡啊～。」

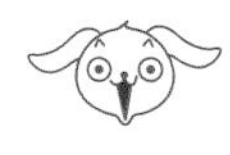

素素「汪汪！（每天都吃漢堡的話，對身體不好～汪！）」

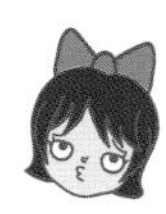

小養「我不需要吃飯！我正在減肥，所以只吃蘋果就好了。
但是，我最近會恍神耶～。不知道是不是「蘋果減肥法」造成的……？」

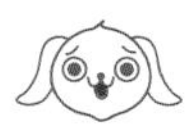

素素「嗚～嗚……（沒錯，就是這樣～汪……）」

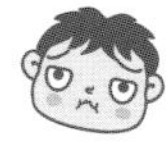

小營「小養是營養不足喔！」

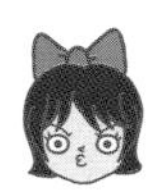

小養「小營你是吃太多喔！而且攝取的營養素很不均衡喔！」

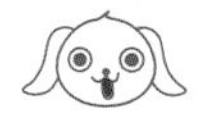

素素「汪～汪！汪～汪！（兩個人都不要吵架～汪！為了更瞭解營養素，我們一起去營養素之國探險～汪！）」

於是，小營、小養和素素就出發前往營養素之國了。
究竟他們能遇到什麼樣的營養素呢？　來吧！我們和他們一起出發吧！

五大營養素
醣類
脂質
蛋白質
維生素
礦物質

我們是三大營養素

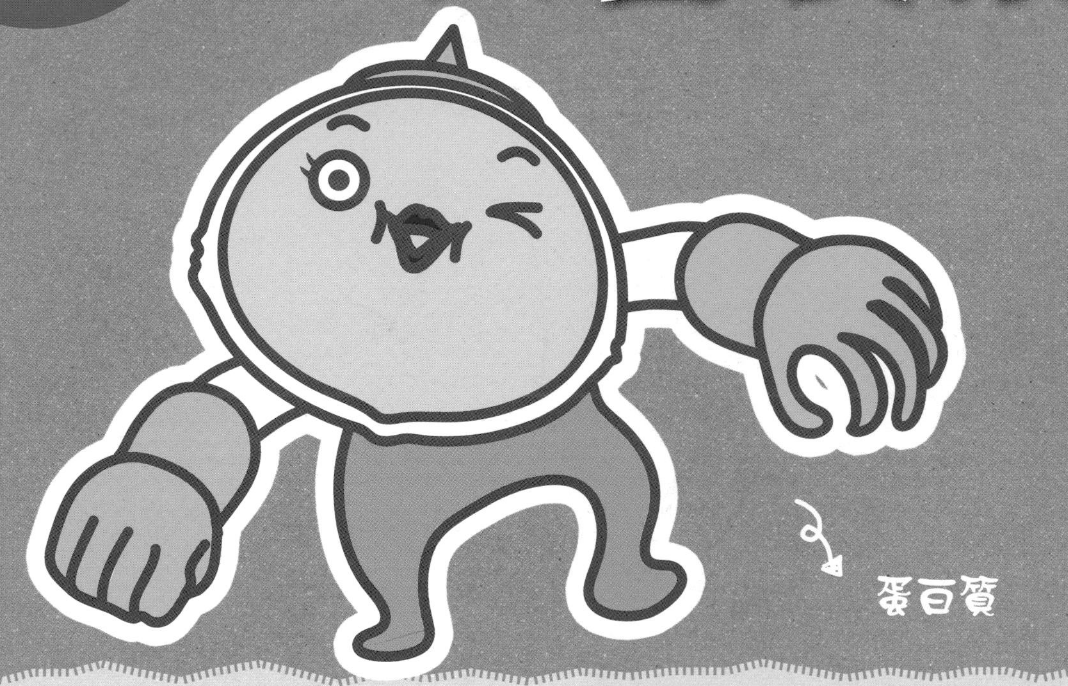

大家知道嗎？身體能做到「早上起床吃飯、上課、運動、和朋友玩耍……」這些事情，其實是多虧我們這些營養素的幫助。

大家能夠充滿活力地度過每一天，是因為在身體中有多達60兆左右的細胞會消化食物、組成皮膚，確實執行這些工作的緣故。而協助細胞執行工作的就是營養素喔。人會從食物吸收營養素，提供身體使用。

在這當中，蛋白質、醣類和脂質這三種營養素，會成為身體的地基，也會成為能量來源，所以

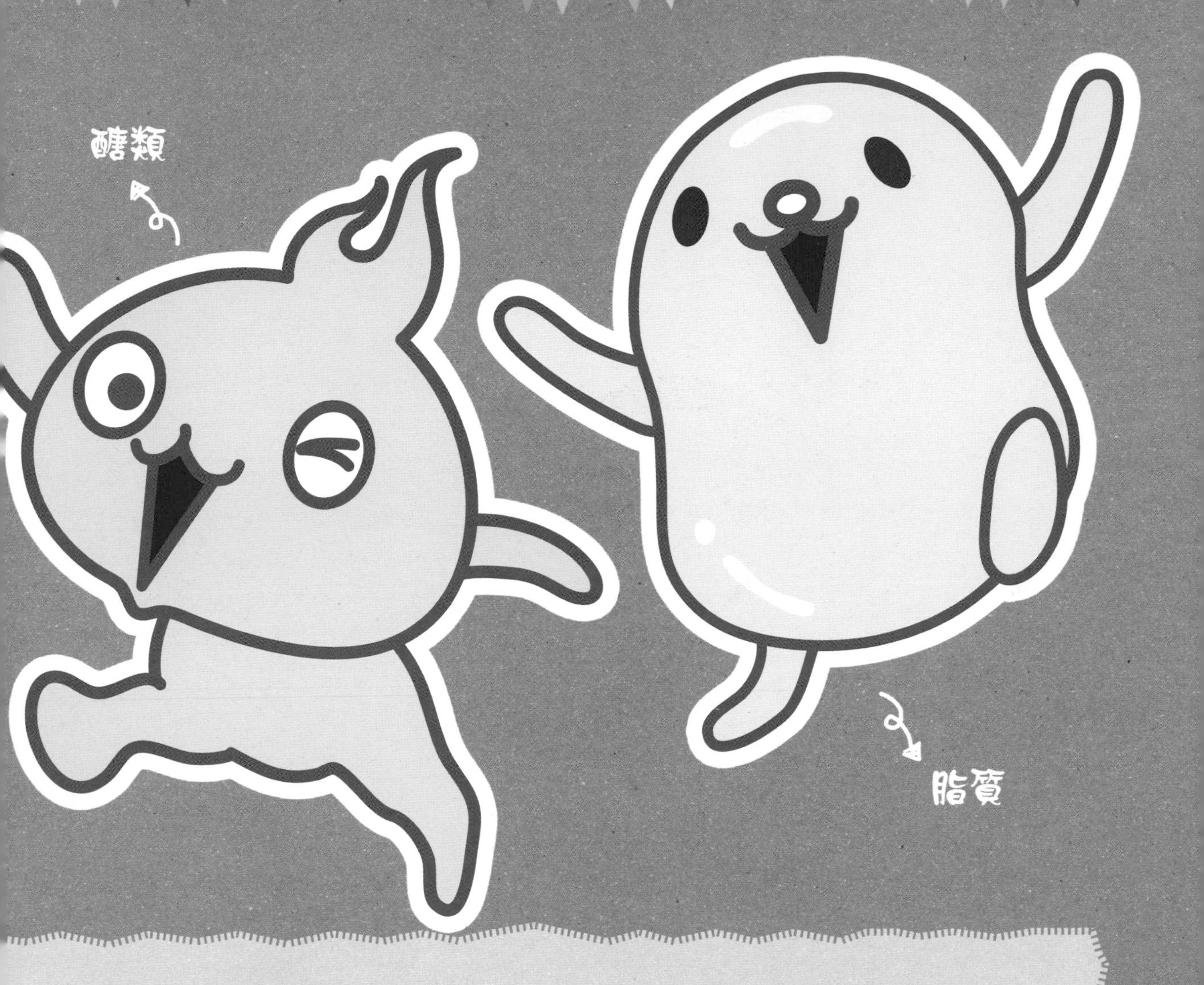

被稱為「三大營養素」。

舉例來說，蛋白質會成為構成身體時所需材料的營養素，會成為組成肌肉或皮膚等身體所有部位的材料喔。而醣類和脂質，則會成為活動身體時所需能量來源的營養素。醣類也能成為大腦的能量來源，而且為了預防緊急情況，脂質也具有將能量和水儲存於身體中的重要作用。

正因為如此，所以大家必須使身體充分攝取營養素喔。如果少吃一餐，就會出現缺乏集中力、暈眩的情況。營養素就是這麼有影響力，要好好記住喔。

蛋白質弟弟

尤其是小孩子，
每天都要攝取
蛋白質喔！
組成身體！

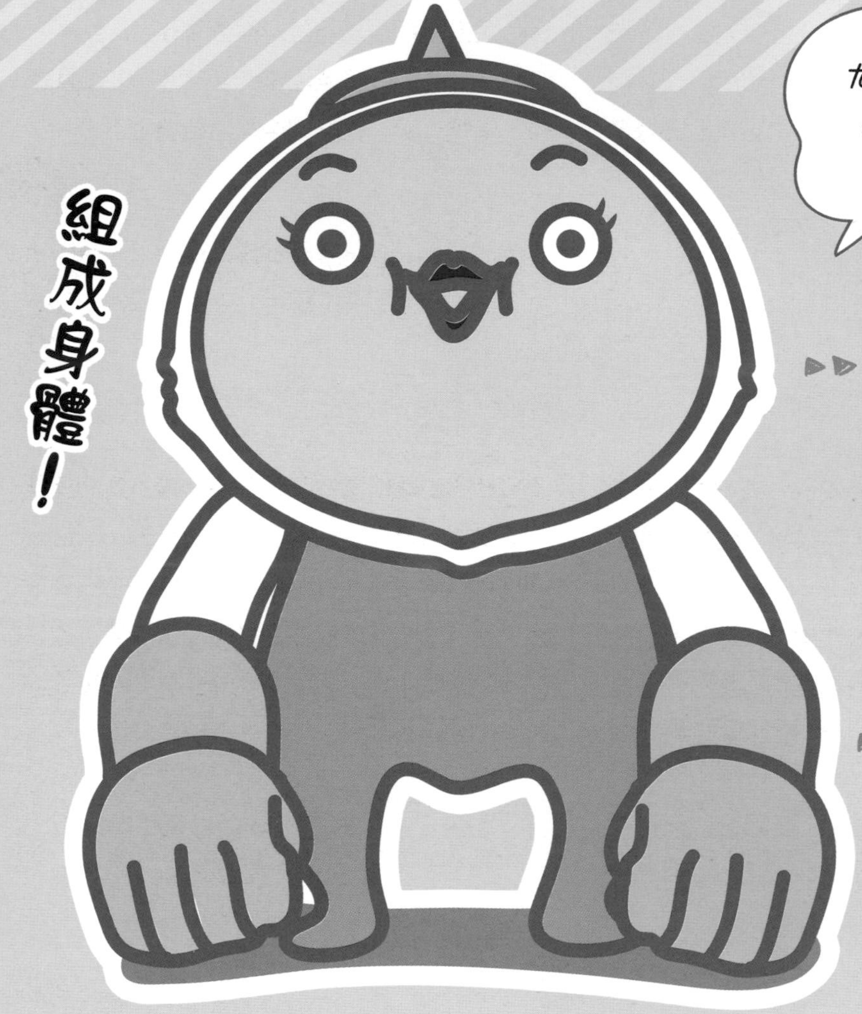

▶▶ 我會成為組成大家的肌肉、皮膚、內臟、頭髮以及血液等身體所有部位的材料。我的身體也有結實的肌肉，很有分量吧！

▶▶ 在大家的身體中，我的夥伴竟然還多達10萬種以上。據說我們在身體中所占的比例為20%。

棲息地→ 肉類（牛肉、豬肉、雞肉等等） 魚貝類（鮪魚、鰹魚、干貝等等）

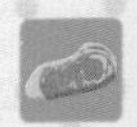

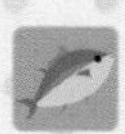

蛋 大豆 大豆製品（納豆、豆腐、豆腐渣等等）

乳製品（起司、優格等等） 牛奶

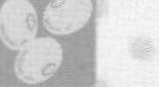

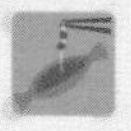

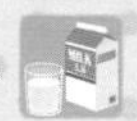

是什麼樣的營養素？

在大家的身體中，不可或缺的營養素就是我——「蛋白質」。因為我是組成肌肉、皮膚、內臟、頭髮、指甲和牙齒等身體各部位時所需要的材料。在人體中，我的夥伴竟然還多達10萬種以上喔。

我也是調整身體機能的荷爾蒙、對抗疾病的免疫抗體，以及對身體所進行的活動提供協助的酵素原料。要使大家的身體長大、不感冒且保持活力，我都是不可或缺的存在。

除此之外，當身體能量不足時，我也能和醣類、脂質一樣，在身體中製造能量喔。

我們的身體是由蛋白質構成的啊？
我完全不知道！

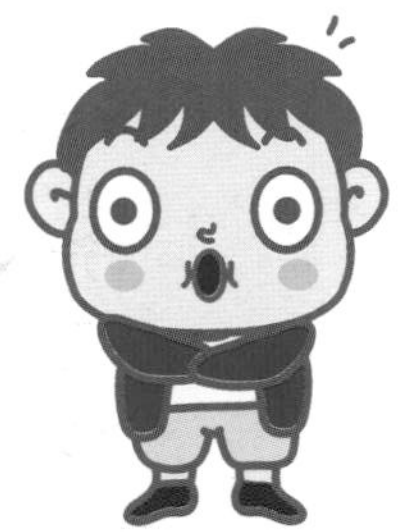

攝取不足的話……

就像頭髮或指甲會自然變長一樣，大家的身體會不斷地更新再生。所以如果身體中的我含量不足，就會很麻煩！

像是無法組成新的頭髮和皮膚，導致掉髮和皮膚變粗糙的情況、作為燃燒能量場所的肌肉減少後，就容易變胖，或是容易罹患感冒。所以要盡量每天攝取我喔。

攝取過量的話……

雖然我也是很重要的營養素，但不能因此就不吃米飯和蔬菜，只顧著攝取肉類喔。

我和脂質不一樣，無法以脂肪的型態儲存在肚子等部位，所以即使有多餘的蛋白質，也只會以尿液型態排出體外，此時就會對腎臟造成負擔，因此攝取太多的話，有時就會生病。

想要更瞭解營養素！

構成蛋白質的胺基酸

蛋白質的種類多達10萬種以上。蛋白質其實是由20種左右，名為「胺基酸」的營養素，以各種形式組合而成的物質。一般特別將無法在人體中充分合成的9種胺基酸稱為「必需胺基酸」喔。

要確實吃飯，攝取充足的必需
胺基酸～汪！

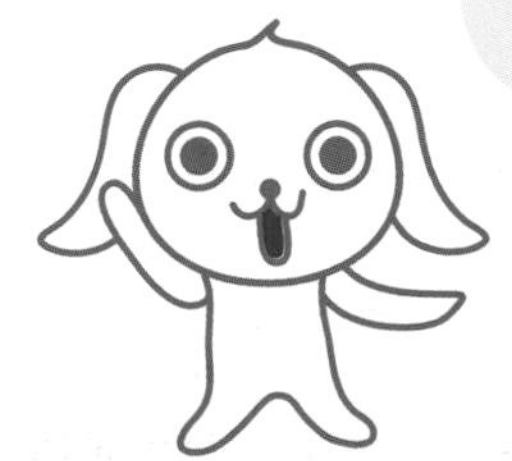

醣類弟弟

只要吃了就能
立刻精神百倍！
迅速轉化成能量！

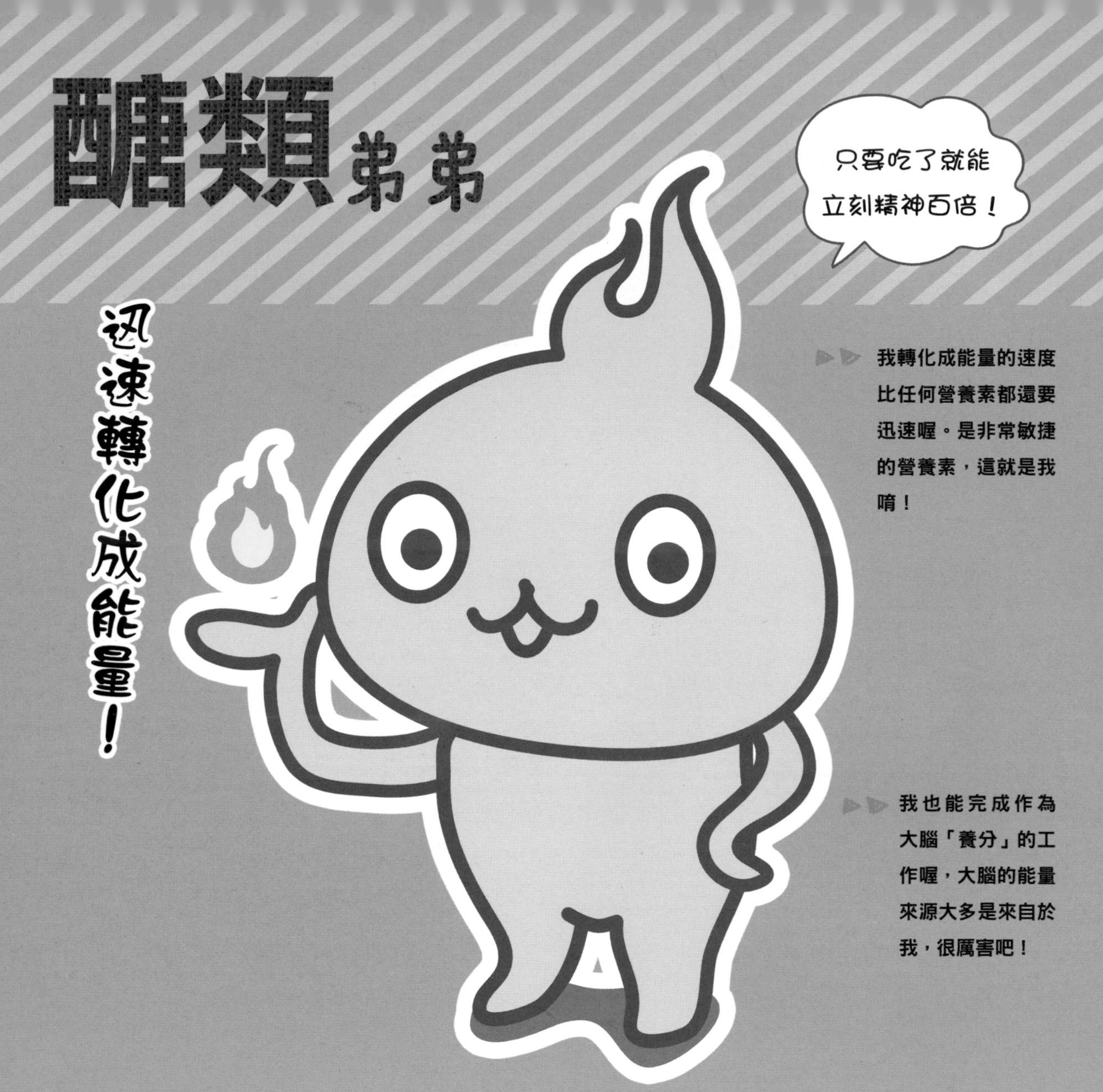

我轉化成能量的速度比任何營養素都還要迅速喔。是非常敏捷的營養素，這就是我唷！

我也能完成作為大腦「養分」的工作喔，大腦的能量來源大多是來自於我，很厲害吧！

棲息地

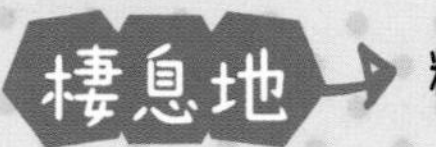

糖、蜂蜜 糕點類（糖果、巧克力等等）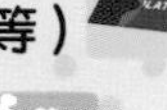

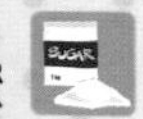

穀類（米飯、麵包、烏龍麵、蕎麥麵等等）

薯類（地瓜、馬鈴薯等等） 水果類（香蕉、葡萄等等）

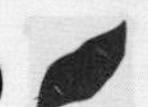

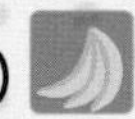

是什麼樣的營養素？

我的工作就是在大家疲勞或肚子餓時，馬上為身體注入活力。當1g的我產生4kcal的能量後，就能讓疲勞的身體在轉眼間恢復精神喔。尤其是甜食中的我，使身體恢復精神的速度是第一流的！肚子餓到叫的時候，只要吃下含有我的食物，聲音就會突然停止，這也是因為我迅速轉化成能量的緣故。

一吃下含有我的食物，嘴裡就會產生甜味，這也是我的一大特徵喔。米飯和麵包也是如此，仔細咀嚼的話，就會變甜對吧？這正是我存在的證據。

此外，我也能完成作為大腦「養分」的工作。

原來疲勞時會很想吃甜點，
就是這個原因啊！

攝取不足的話……

身體中的我含量不足時，會覺得很困擾的器官就是大腦。不只是正在讀書的時候，玩耍、睡覺時，大腦也都沒有休息，一直持續工作，所以一旦身為「養分」的我含量不足，就會很麻煩！早上會精神恍惚的人，可能就是因為身體中的我含量很少的緣故……媽媽會說：「要好好吃早餐！」這句話，也是因為這樣的理由喔。

攝取過量的話……

在糕點中也有很多的我存在。雖然因為好吃很容易就吃太多，但這樣對身體不好喔……這是因為身體中多餘的我，會轉化成脂肪的緣故。有時還會因此出現過胖的情況，所以要多加注意！如果要攝取適當分量的我，糕點類的食物就要適可而止，要盡量從米飯和麵包去攝取喔。

相處融洽的營養素

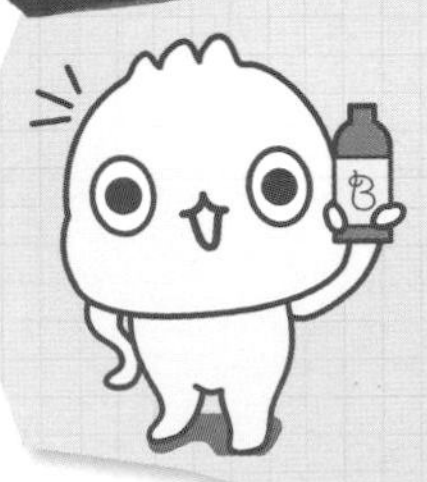

維生素B_1（→p.26）

醣類為了轉化成能量，需要有維生素B_1的力量。維生素B_1會在醣類轉化成能量時，提供幫助喔。

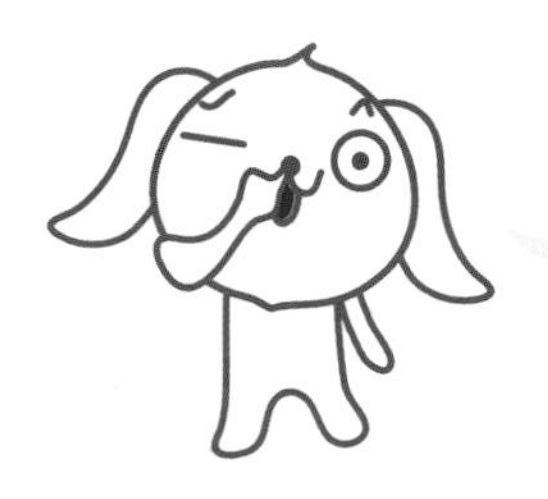

同時攝取醣類和維生素B_1的話，會有很好的效果～汪！

膳食纖維雙人組

一說到腸道的清掃人員，就是指我們倆個人！
將腸道垃圾通通清掃出來！
不溶性小姐
水溶性先生

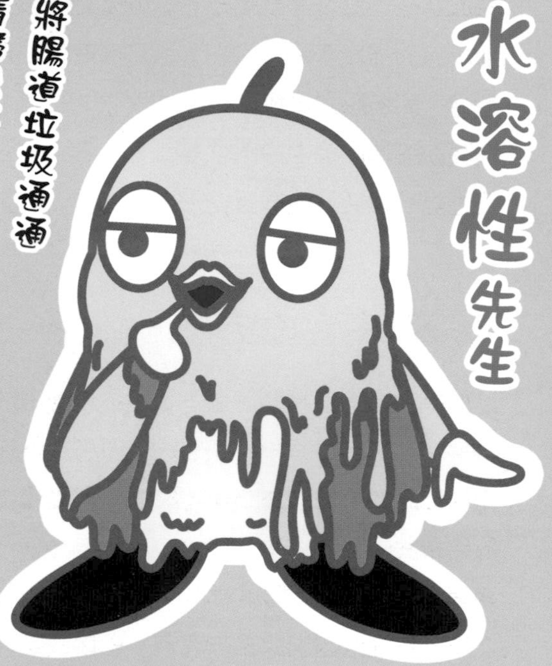

▶▶ 我們的工作就是清掃身體！會使腸道變乾淨，預防便祕和疾病喔。

▶▶ 無法溶於水的不溶性膳食纖維也會照顧腸道中的善玉菌※喔。

※ 譯註：對身體有益的菌

▶▶ 可以溶於水的水溶性膳食纖維也能拉長營養素被身體吸收的時間喔。

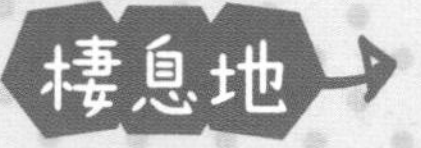

不溶性▶ 山麻 大豆 牛蒡 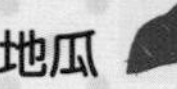 地瓜

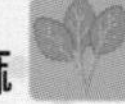

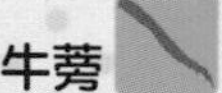

菇類（木耳、乾香菇等等） 蕎麥麵 糙米

水溶性▶ 秋葵 山藥 蒟蒻 蘋果 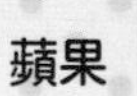

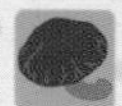

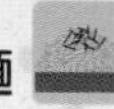

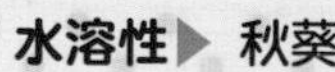

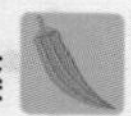

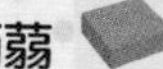

是什麼樣的營養素？

我們是經常將腸內清掃得閃閃發亮的清掃人員。

舉例來說，牛蒡所含有的膳食纖維，是無法溶於水的不溶性膳食纖維，會像棕刷一樣將腸道垃圾清掃出來喔。此外，也會成為善玉菌的養分，改善腸內環境。

而秋葵或山藥中，則含有大量可溶於水的水溶性膳食纖維。這類膳食纖維會用黏糊糊的身體包圍食物，使身體能將吸收後產生的垃圾滑順地排出體外喔。垃圾一旦在腸道中累積，就會發酵形成毒素，也會成為皮膚變粗糙和生病的原因，所以清掃體內環境是極為重要的一件事。食物一旦被水溶性膳食纖維包圍，通過腸內的速度就會變慢，這也是一大重點！因為營養素會慢慢被身體吸收，所以不容易罹患生活習慣病。

攝取不足的話……

如果身體中的我們含量不足，不光會出現便祕情況，有時也會引發痔瘡喔。而且殘留在腸道中的東西還會產生毒素，導致皮膚變粗糙、放出來屁的變臭……此外，也可能成為罹患癌症等疾病的原因，所以要多加注意喔。

日式料理中含有大量的我們，所以燉煮料理之類的食物也要記得多吃一點喔。

攝取過量的話……

雖說膳食纖維對身體有好處，但攝取過多的話，也是要慎重處理的問題。如果攝取過量的話，身體就不容易吸收鐵和鋅等礦物質喔。也可能出現拉肚子的情況。

我們的身體也需要進行清掃喔。

想要更瞭解營養素！

膳食纖維和醣類是碳水化合物的夥伴

大家有聽過「碳水化合物」這個名詞嗎？雖然是營養素的一種，但若將這個碳水化合物大致分類的話，可以分為醣類和膳食纖維。一般認為「醣類被身體吸收後會變成能量來源，可是膳食纖維無法被吸收。」但其實膳食纖維也能變成些許能量來源。

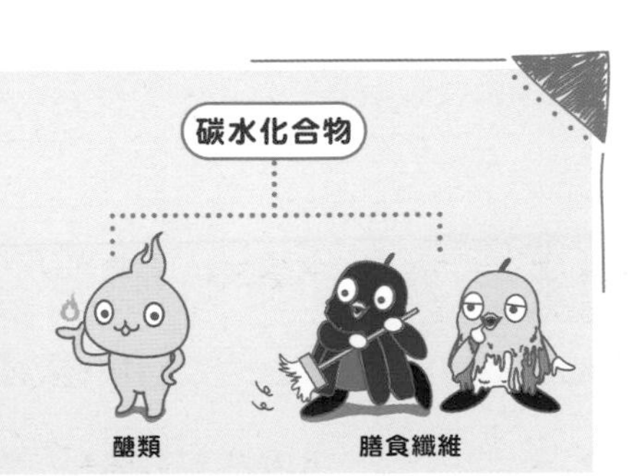

脂質 弟弟

只要些許分量，
就能產生巨大能
量喔！

產生強大能量！

柔嫩有彈性的我能產生非常大量的能量喔。我也被稱為「身體的能量來源」。

我的柔軟身體也能成為保護骨骼和肌肉的緩衝物喔。

攝取過多的我，就會造成肥胖問題，所以要特別注意喔。

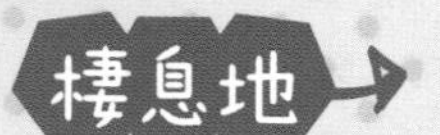

肉類（牛五花肉、豬五花肉等等）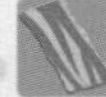 奶油、人造奶油 

油類（沙拉油等等）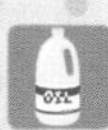 堅果類（杏仁、花生等等）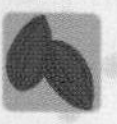

魚類（鮪魚、秋刀魚等等）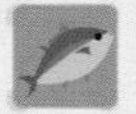 蛋 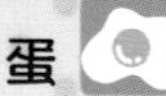 起司 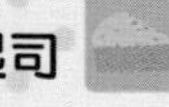

是什麼樣的營養素？

為了使大家可以充滿活力地玩耍、學習，而努力工作的就是我——「脂質」。我產生的能量是醣類的2倍以上（1g的脂質會產生9kcal的能量）。非常強大對吧！

所以為了預防緊急狀況，我會以脂肪的型態儲存在身體裡喔。觸碰手臂就會產生有彈性且軟軟的觸感，也是因為我儲存在手臂當中的緣故喔。我也會成為保護骨骼、肌肉和內臟的緩衝物喔。

此外，我也會成為調整身體機能的荷爾蒙的材料，而且也會協助人體吸收可以溶於油脂的維生素喔，為了讓大家能這樣茁壯成長一直持續工作。

雖然一提到脂質，大家常常會敬而遠之，但脂質是非常重要的營養素～汪。

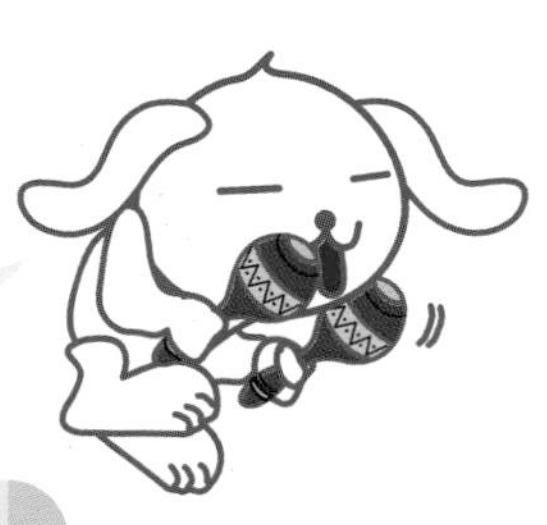

攝取不足的話……

和蛋白質一起構成身體部位也是我的工作。舉例來說，極多人體細胞也都和我有所關聯。在製造包覆細胞的細胞膜這方面，我發揮了非常重要的作用。所以一旦身體中的我含量變少，皮膚就會變粗糙。由於血管也是由細胞形成的，所以攝取不足的話，就會出現血管變脆弱且容易出血的情況喔。

攝取過量的話……

雖然我大量存在於油脂當中，但大家知道起司和蛋等食物中，也含有許多的我嗎？這些食物看起來油脂相當少，卻是我最愛的住所喔。據說日本人其實也在不經意間攝取了很多油脂。

攝取過量的話，就會造成肥胖問題，所以要特別注意喔！

相處融洽的營養素

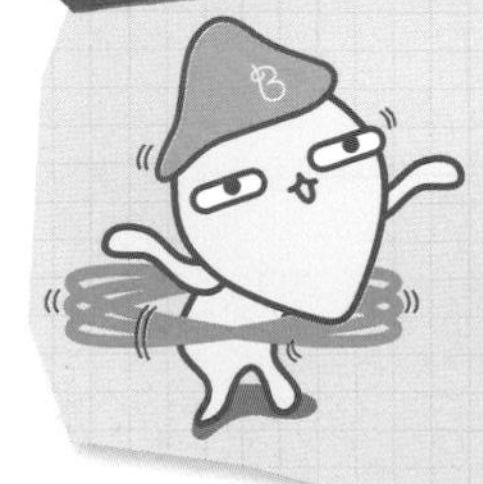

維生素B₂（→p.28）

沒有維生素B_2的幫助，脂質就無法以能量的形態大顯身手。維生素B_2是減肥時不可或缺的營養素喔。

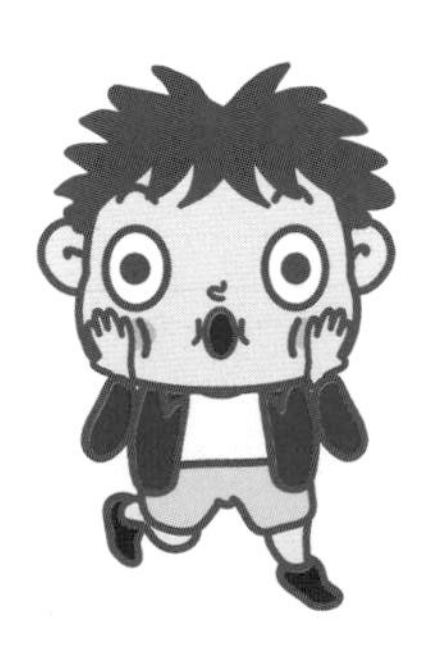

雖然是重要的營養素，但攝取過量對身體有害喔。

脂肪酸三兄弟

要注意過度攝取
脂肪的情況喔！

脂肪很重要唷！
我會將脂肪送到
全身唷！
使血液變濃稠
棕櫚酸先生

使血液清澈！
Omega-6小弟和&Omega-3小弟

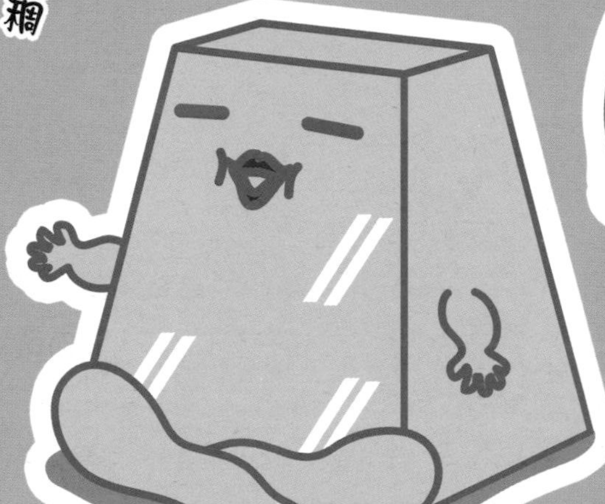

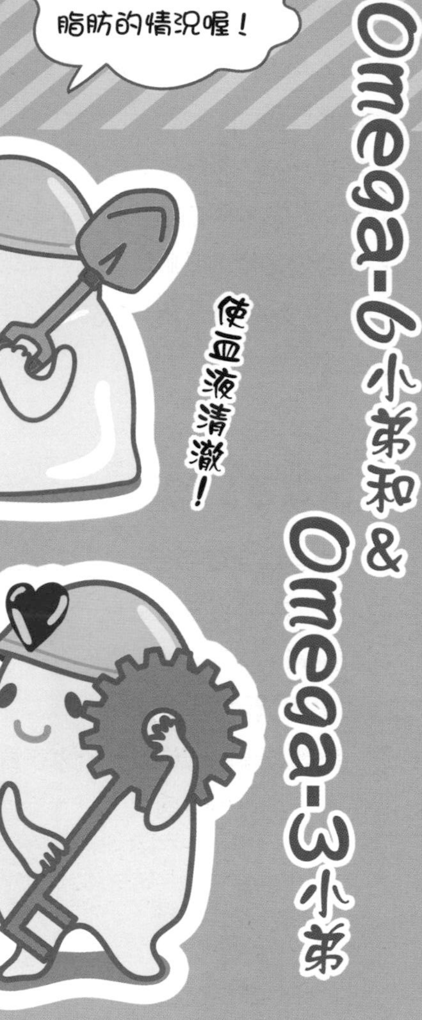

我是飽和脂肪酸的夥伴。雖然是重要的能量來源，但是我會增加血液中的脂肪唷！

我們Omega-6和Omega-3是不飽和脂肪酸。一直為了減少血液中的多餘脂肪努力工作！

棲息地

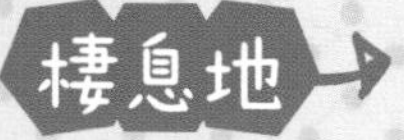

棕櫚酸▶肉的肥肉部位 奶油 蛋

Omega-6▶油類（葵花籽油、大豆油、麻油等等） 核桃

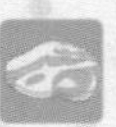

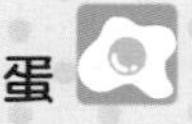

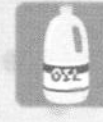

Omega-3▶青背魚※（鮪魚、鯖魚等等） 油類（紫蘇油、荏胡麻油等等）

（※ 譯註：指魚背為青藍色的魚類）

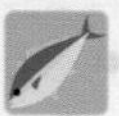

是什麼樣的營養素？

我們脂肪酸是脂質的材料之一。若將脂肪酸大致分類的話，有飽和脂肪酸和不飽和脂肪酸這兩種類型。

舉例來說，飽和脂肪酸之一的「棕櫚酸」，具有增加血液脂肪和膽固醇的作用。膽固醇是包覆全身細胞的細胞膜之材料，而脂肪是活動身體的能量來源，所以是身體存活時極為重要的成分。

但是，一旦有剩餘的膽固醇和脂肪，就會對身體產生不良影響。而在此大顯身手的就是不飽和脂肪酸的夥伴──「Omega-6」和「Omega-3」。這兩種成分可以減少膽固醇和脂肪含量，使血液變清澈喔。

脂肪酸有各種作用啊。

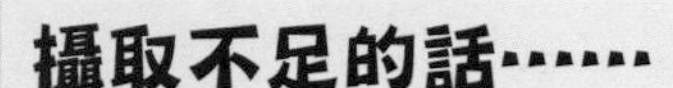

攝取不足的話……

如果身體中Omega-6和Omega-3的含量不足，就容易出現過敏症狀，或是容易罹患生活習慣病。

如果棕櫚酸含量不足，有時血管也會變脆弱，出現腦出血的情況，所以在身體中需要有一定程度的棕櫚酸喔。

攝取過量的話……

用餐時，常常不小心攝取過量的就是棕櫚酸！血液中的脂肪變多，就會使血管堵塞。當然，即便是Omega-6和Omega-3，也是貨真價實的油脂。攝取過量會造成肥胖問題，所以要特別注意喔。

想要更瞭解營養素！

結合脂肪酸的甘油

脂肪酸是組成脂質的主要成分喔。脂肪酸當中，除了有棕櫚酸、Omega-6和Omega-3之外，還有其他各種物質喔。要說到會形成什麼樣的結構，那就是在各種脂肪酸當中，由「甘油」這種物質結合在一起的三種脂肪酸會成為中心結構，進而形成脂質。

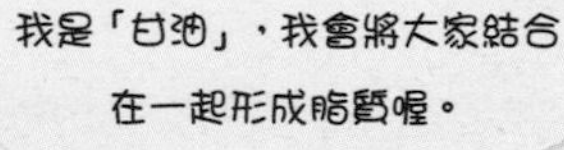

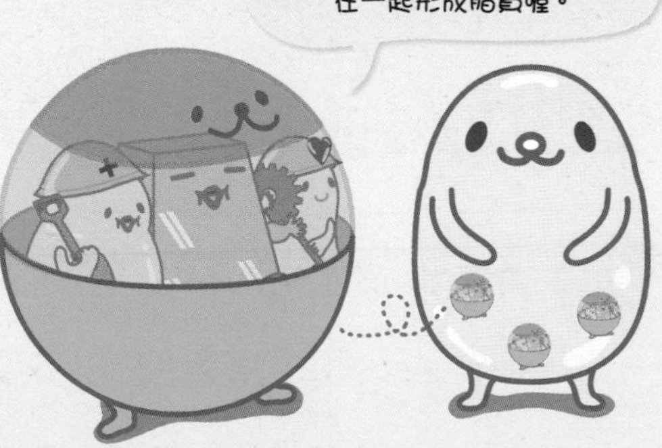

膽固醇兄弟

（※low-density lipoprotein：低密度脂蛋白）

LDL※大哥

搬運膽固醇！

我可以搭載大量的膽固醇唷！

▶▶ 隨著血液將膽固醇從肝臟運送到整個身體，就是我──「LDL」的工作啦。很像大型卡車對吧？雖然被取了「壞膽固醇」這種討厭的稱呼，但我在身體中擔負很重要的作用。

我最自豪的就是
我能快速移動，
反應也很快！
回收膽固醇！
HDL※弟弟
（※High-density lipoprotein：高密度脂蛋白）

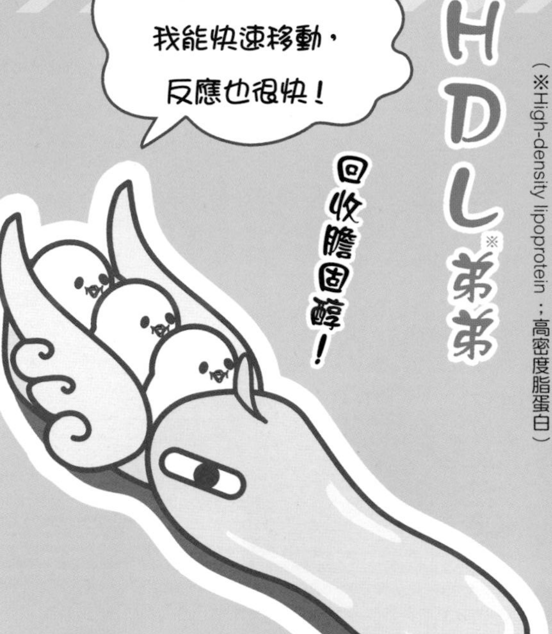

▶▶ 隨著血液回收身體多餘的膽固醇，就是我──「HDL」的工作。雖然無法搭載大量的膽固醇，但我會像超級跑車一樣快速移動喔！我被稱為「好膽固醇」喔。

棲息地

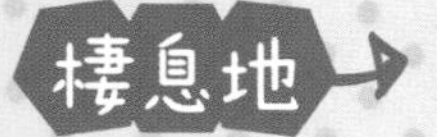

蛋　肝臟（雞、豬、牛）　鰻魚

魚肝　魚卵（鱈魚卵、帶卵巢外膜的鮭魚卵等等）

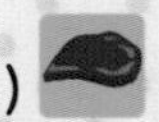

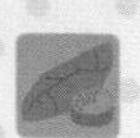

是什麼樣的營養素？

我們膽固醇是脂質的一種。雖然大家對我們有不太好的印象，但這是很大的誤解。包覆全身每一個細胞的細胞膜、消化脂肪時需要用到的膽汁，都是由膽固醇形成的。我們是大家存活時不可或缺的營養素啊。

重要的我們，也可以在人體中製造合成。儘管如此，習慣食用大量肉類的現代人還是有攝取過量的傾向。

肝臟存在著大量膽固醇，因為要在全身使用，所以在身體中形成隨著血液將膽固醇立刻運送到需要部位的結構。而在此大顯身手的就是LDL和HDL。LDL會將膽固醇從肝臟運送到全身，HDL則經常巡迴整個身體，將多餘的膽固醇回收送回肝臟。

攝取不足的話……

要擁有健康的身體，膽固醇是身體不可缺少的營養素。如果身體中的膽固醇含量變少，血管就會變脆弱，出現出血等症狀，在各種部位產生不正常的狀況。但是膽固醇也能在人體中製造合成，所以不需要太過擔心喔。

攝取過量的話……

身體中LDL的含量一旦變多，就容易積存在血管中。如果出現堵塞情況，在腦部產生的就會形成腦梗塞；在心臟產生的就會形成心肌梗塞。營養和氧氣就無法運送到堵塞處的前方部位，還可能會喪命……負責回收膽固醇的HDL也是貨真價實的脂肪之一，攝取過量對身體有害喔。

想要更瞭解營養素！

血液中的膽固醇樣貌

脂質之一的膽固醇，是以何種樣貌存在於血液中？其實，膽固醇在血液中會被蛋白質包覆。而HDL和LDL就是這種狀態，也就是說，HDL和LDL就是膽固醇在血液中的狀態。

我們會被蛋白質包圍，
以HDL和LDL的形式存在於
血液中。

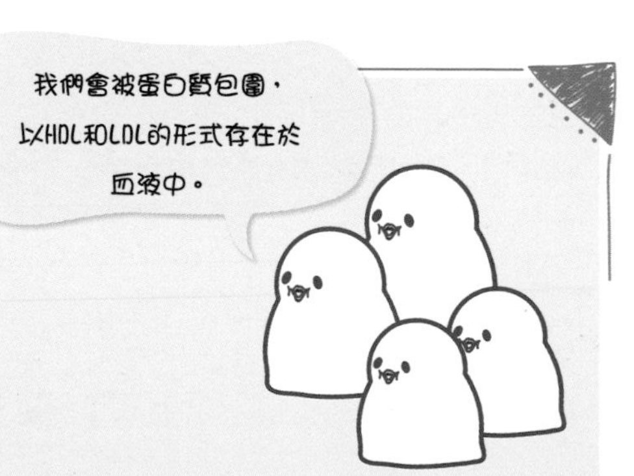

我們是維生素

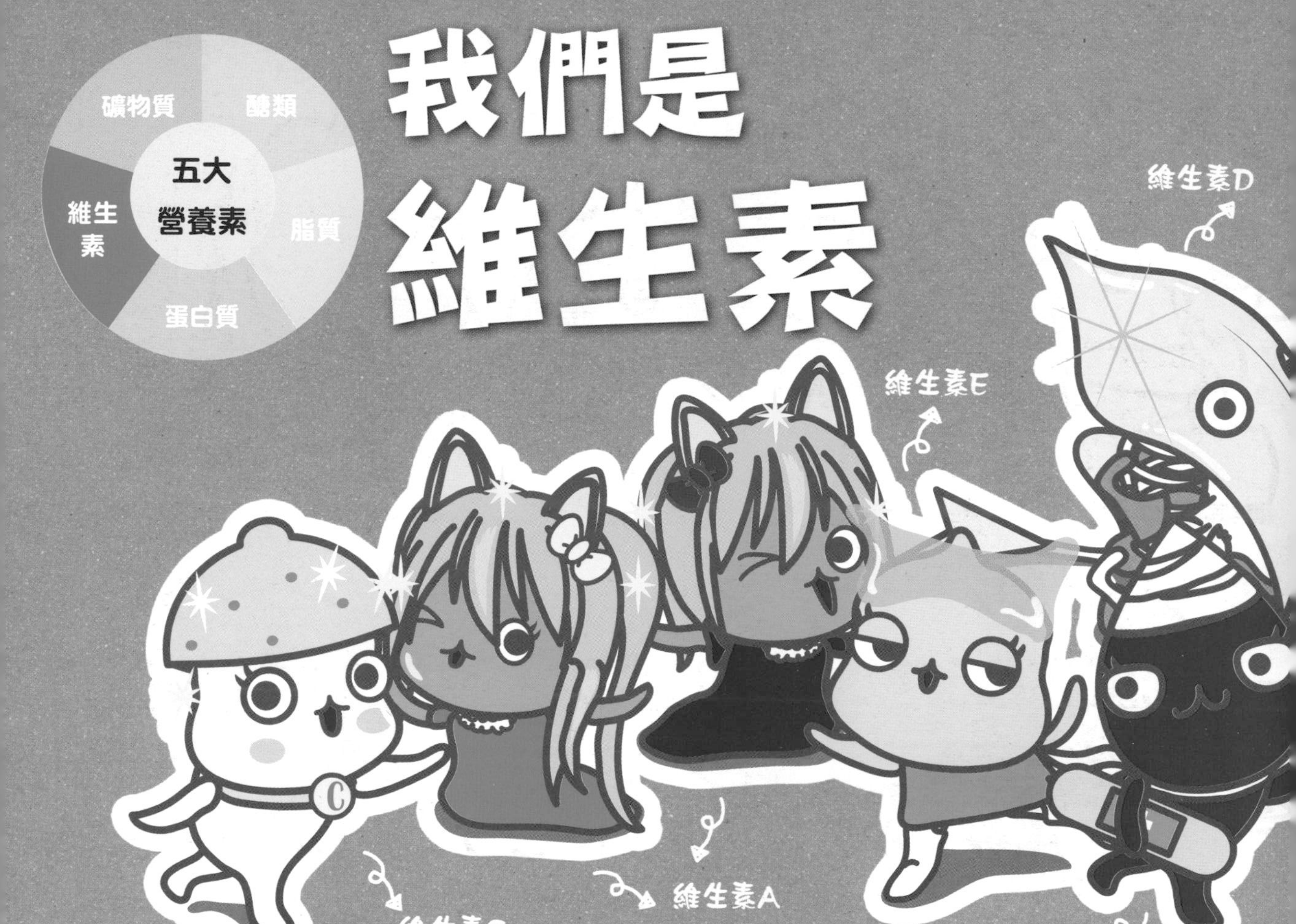

大家的身體會從食物中吸收營養素，將這些營養素轉化成要充滿活力學習、玩耍時所需要的能量。舉例來說，從豬排取出蛋白質作為組成皮膚和指甲的材料、從米飯吸收醣類後轉化成能量……為了進行這些工作，其實在身體中產生了許多化學反應。

在這種時候大顯身手的就是維生素。雖然維生素無法成為構成身體的材料和能量，但維生素會提供協助，使三大營養素等成分順利進行工作。在蔬菜、穀類和肝臟等食物中含有許多維生素喔。

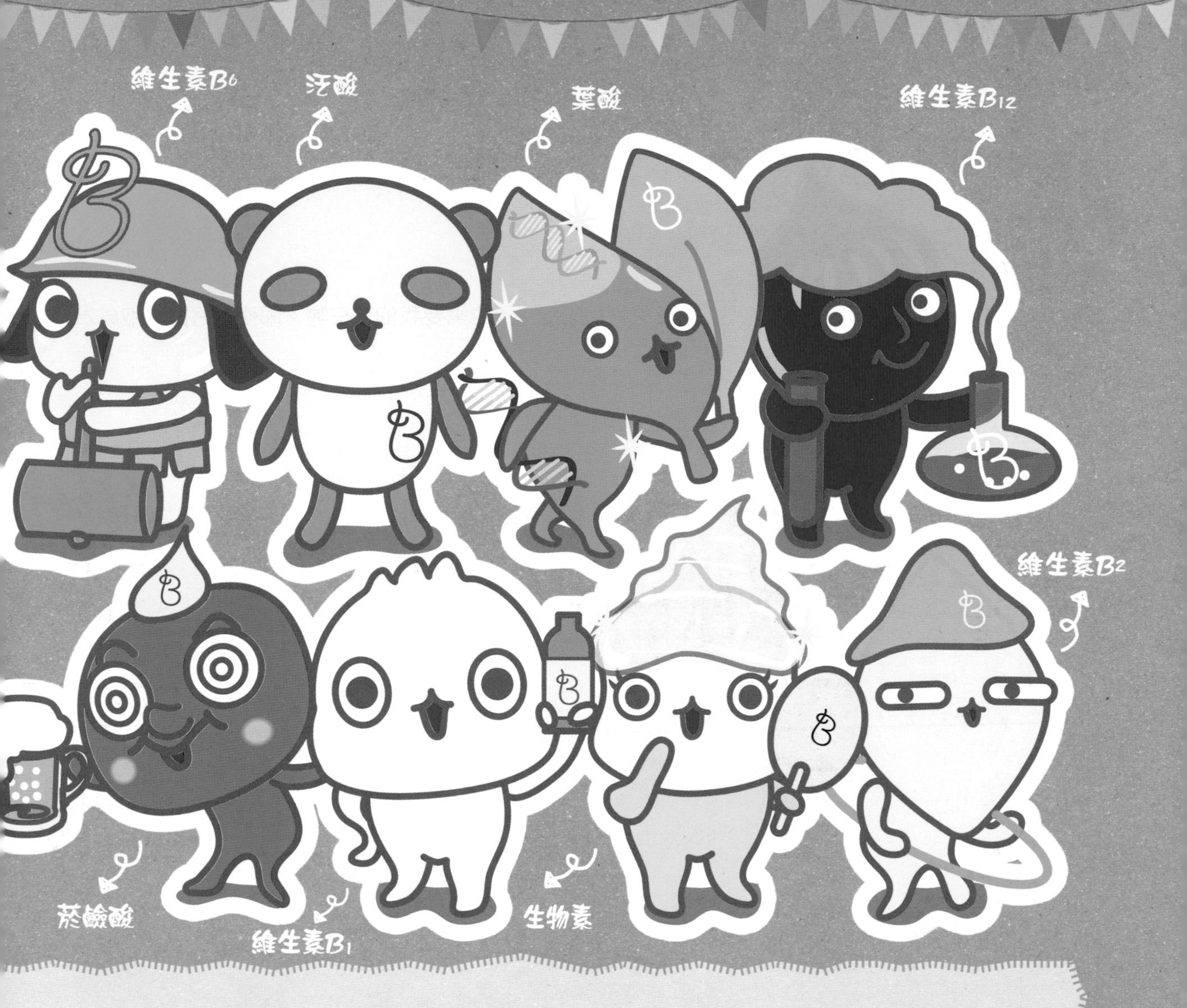

維生素大致分為兩類。舉例來說，維生素B_1、維生素B_2、菸鹼酸、維生素C之類的就是可溶於水的類型，即使大量攝取，也無法儲存於身體中，身體所需分量以外的隨時都會被排出體外喔。

另一方面，像維生素A和維生素D這種可溶於油脂的類型，就能儲存於身體中，但若在身體累積太多的話，也可能引起中毒現象，所以必須特別注意。

維生素的種類總共有13種。雖然人體只需要極少量的維生素，但有些無法在人體中合成製造，即使製造出來，分量也很少，所以還是要勤勞一點，從食物中攝取喔。

維生素B1弟弟

身體覺得疲倦時，
就是我的出場時刻！

消除疲勞，使身體恢復活力！

我的本領就是消除疲勞，使身體恢復活力！身體覺得疲倦時，就要利用我恢復精神喔。

將醣類轉化成能量也是我的專長。我會協助醣類執行工作。

棲息地

豬肉 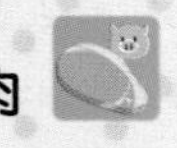 鰻魚 穀類（糙米、全麥麵包、蕎麥麵等等）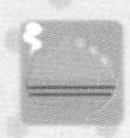

大豆 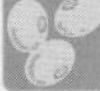 大豆製品（豆腐等等） 芝麻

是什麼樣的營養素？

我的任務之一就是徹底消除身體累積的疲勞！身體會形成一種機制，一旦開始運動，就會累積「乳酸」這種物質，會覺得疲倦和無力。在這種時候，我就會幫忙將乳酸轉化成能量，消除身體的疲勞喔。

提供協助使醣類轉化成身體中要使用的能量，也是我極為重要的工作之一。如果沒有確實轉化成能量，醣類就會變成脂肪的型態，所以要特別注意！要將我的相關資訊悄悄告訴喜歡吃甜食的朋友喔。

除此之外，要使腦部和神經機能確實運作，也需要我的存在喔。即使有好好攝取成為腦部營養的醣類，但還是覺得情緒焦躁或有壓力的話，可能就是因為身體中的我含量很少的緣故吧？！

攝取不足的話……

希望喜歡吃糕點的大家能夠注意一件事，那就是身體中的我含量不足的問題。尤其不吃米飯光吃糕點的話，身體就會一直讓醣類轉化成能量，此時就需要使用我，而原本為了消除疲勞的分量可能就會用光。恍神、覺得疲倦時，就是身體中的我含量不足的信號！

此外，如果身體中的我含量不足，有時也會罹患「腳氣」這種疾病。一旦罹患腳氣，心臟機能就會降低，導致腳部浮腫，或是神經出現毛病造成腳部發麻喔。一旦變成重病，也可能變成致死的可怕疾病。

相處融洽的營養素

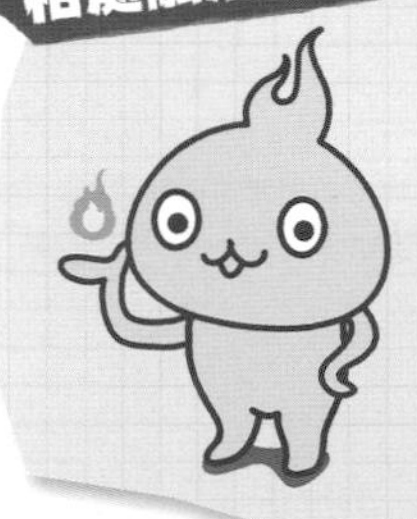

醣類（→p.14）

在醣類轉化成能量大顯身手時，維生素B_1會提供協助喔。

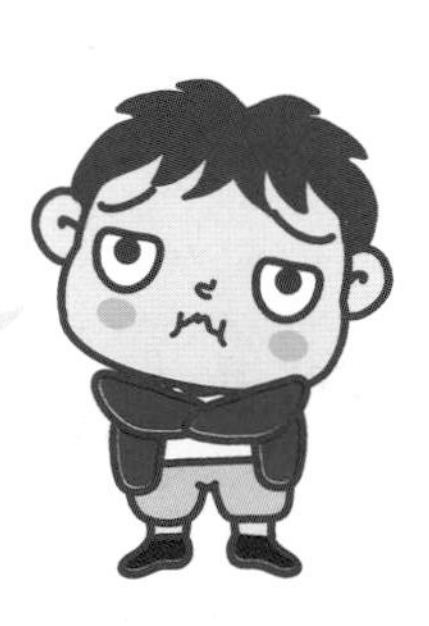

如果維生素B_1不足，就會造成情緒焦躁、身體無力的情況喔。

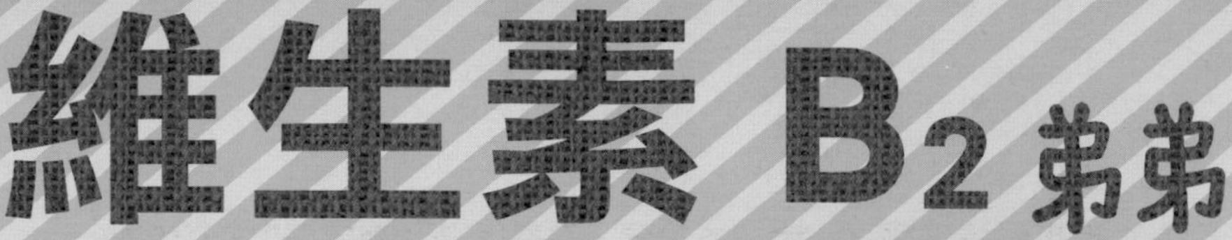

維生素 B_2 弟弟

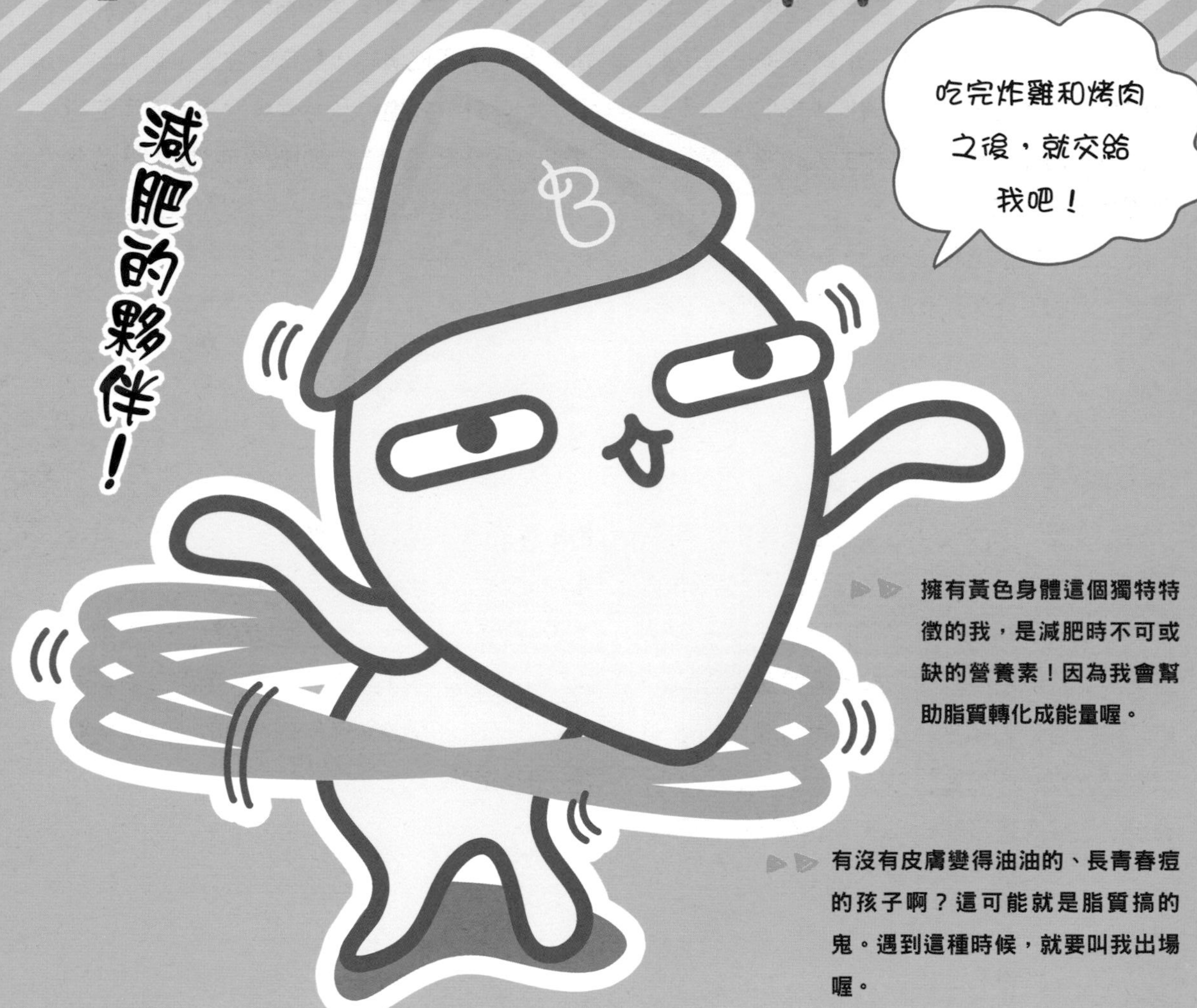

▶▶ 擁有黃色身體這個獨特特徵的我，是減肥時不可或缺的營養素！因為我會幫助脂質轉化成能量喔。

▶▶ 有沒有皮膚變得油油的、長青春痘的孩子啊？這可能就是脂質搞的鬼。遇到這種時候，就要叫我出場喔。

棲息地→ 肝臟（豬、牛、雞） 鰻魚 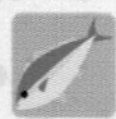
青背魚（鰤魚、沙丁魚、秋刀魚等等）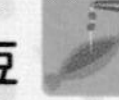 納豆
黃綠色蔬菜（山麻、明日葉等等） 起司 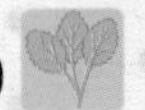 牛奶 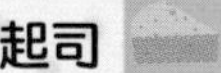 蛋 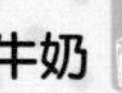

是什麼樣的營養素？

要說到我，那身上的黃色就是我的獨特特徵！要將大家最喜歡的炸雞和烤肉所含的脂質轉化成大量能量時，我會提供協助喔。尤其是喜歡吃油膩食物和減肥中的人，希望這些人要確實攝取我啊。

而且身體要製造新細胞時，我也會大顯身手喔。大家的指甲和頭髮不斷變長、發育生長成大人的身體，都是因為我有好好工作的緣故。所以我甚至還被稱為「發育維生素」喔。

除此之外，我也具有將濃稠血液變清澈的功能，所以也要跟發牢騷叨唸：「好擔心爸爸會不會罹患生活習慣病……」的媽媽傳達這個資訊喔。

在我們生長發育這方面，維生素B2也有主動提供協助喔。

攝取不足的話……

如果身體中的我含量逐漸不足，就無法將脂質好好地轉化成能量，所以身體會容易變胖。

此外，皮膚容易出現問題的原因之一，也是身體中的我含量不足的緣故。皮膚會變油膩，容易長青春痘和膿疱，或是容易出現皮膚炎、口腔潰瘍以及皮膚發癢的情況。尤其是在意青春痘的孩子，為了避免攝取不足的問題，要特別注意喔。一般認為兒童成長障礙也是因為身體中的我含量不足的關係喔。

因為我容易溶於水中，所以特別推薦大家選擇不用清洗就可以直接食用、飲用的起司和牛奶和來攝取。我無法儲存於人體中，所以要盡量每天攝取喔。

相處融洽的營養素

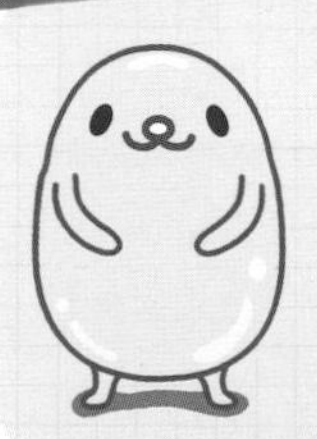

脂質（→p.18）

要讓脂質順利進行工作，維生素B_2是不可或缺的存在喔。

泛酸（→p.32）

脂質轉化成能量時，泛酸會和維生素B_2一起提供協助喔。

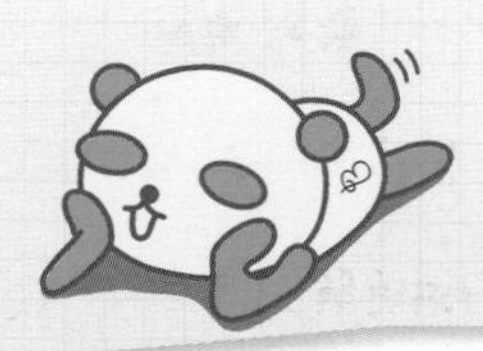

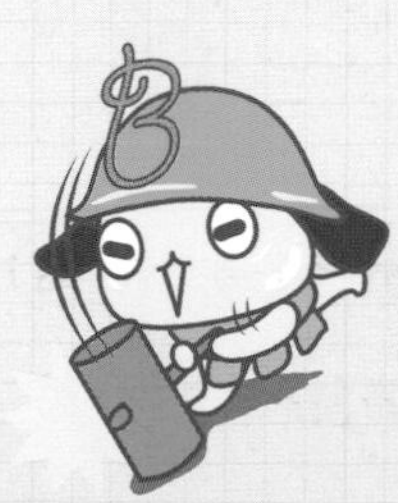

維生素B_6（→p.34）

要讓維生素B_6在人體中充滿活力地工作，必須要有維生素B_2的協助。

菸鹼酸 大叔

宿醉的夥伴！
爸爸如果要喝啤酒，
就和含有許多我的花
生一起搭配享用吧！

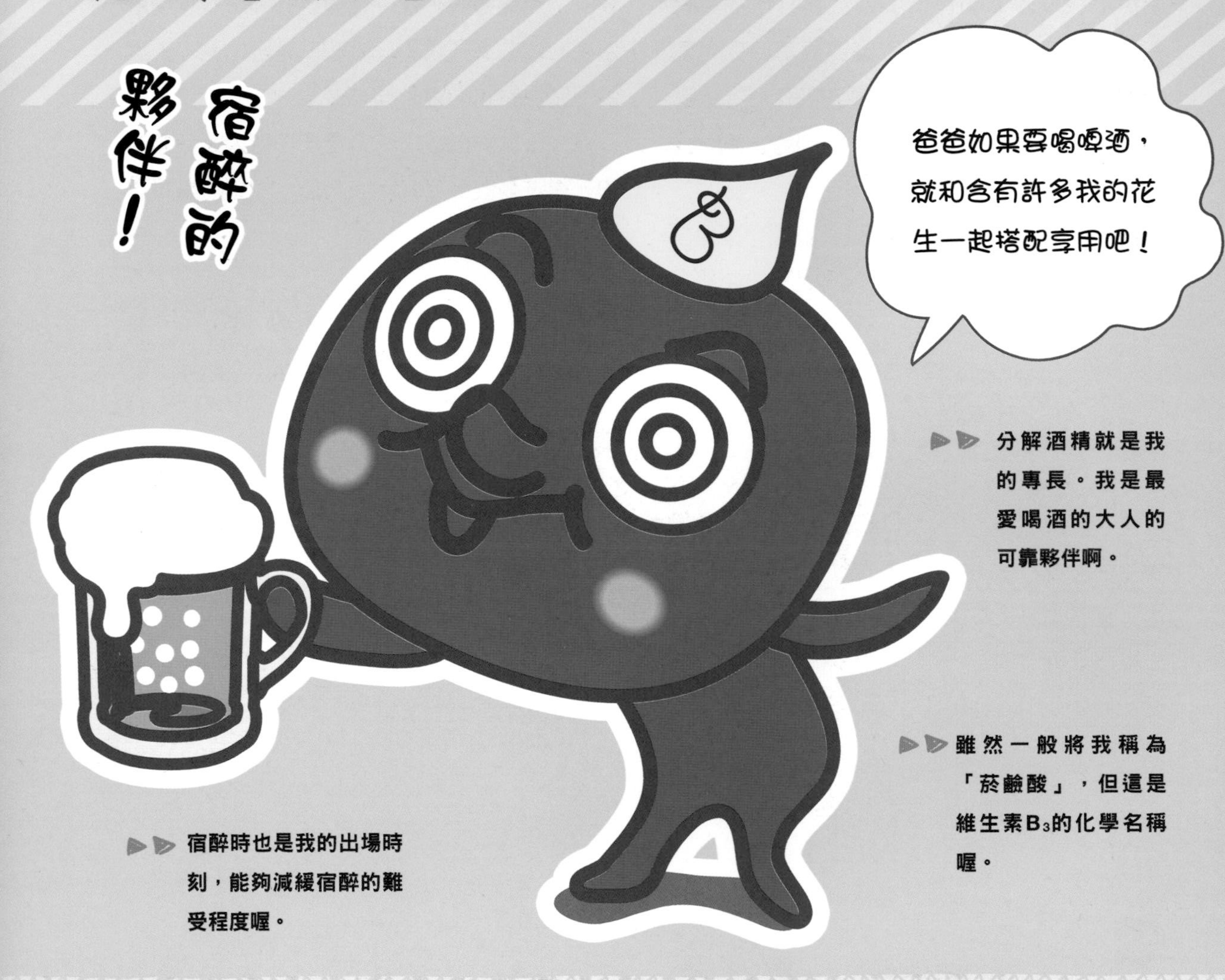

分解酒精就是我的專長。我是最愛喝酒的大人的可靠夥伴啊。

雖然一般將我稱為「菸鹼酸」，但這是維生素B_3的化學名稱喔。

宿醉時也是我的出場時刻，能夠減緩宿醉的難受程度喔。

棲息地

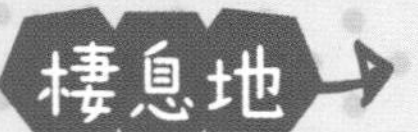

青背魚（鰹魚、鮪魚、鯖魚、竹筴魚等等） 鱈魚卵

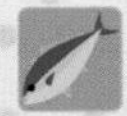

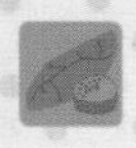

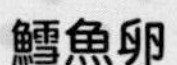

肝臟（豬、牛） 雞胸肉 花生

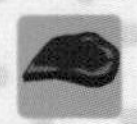

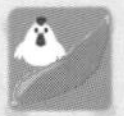

是什麼樣的營養素？

替最喜歡喝酒的爸爸全力加油打氣的就是我——「菸鹼酸」。這是因為要分解酒類所含有的酒精時，我會發揮非常重要的作用喔。酒喝太多造成宿醉時，也是我的出場時刻！我能減緩宿醉的難受程度喔。

當然，我對大家而言也是不可或缺的存在喔。因為在醣類、脂質和蛋白質這三種營養素要轉化成能量時，或是在魚類和肉類等食物所包含的蛋白質要成為肌肉和皮膚等細胞時，提供協助也是我的重要任務喔。

除了從食物攝取之外，還可以從大家身體中的一種胺基酸，名為「色胺酸」的營養素將我製造出來。

攝取不足的話……

因為我也能在大家的身體中製造出來，所以幾乎不會有攝取不足的情況，儘管如此還是含量不足的話，就會出現皮膚發癢、龜裂的情形，容易罹患「癩皮病」這種疾病喔。

除此之外，皮膚細胞和胃腸黏膜也會受到影響，容易引起皮膚粗糙或消化不良的情況，所以要特別注意。

攝取過量的話……

如果身體中的我含量增加過多，除了皮膚會變紅之外，還會出現嘔吐、拉肚子和肝臟出毛病等症狀喔。

也必須告訴爸爸這個資訊～汪！

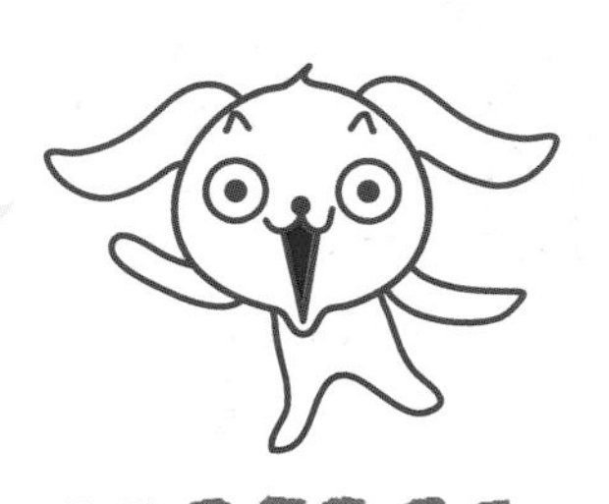

相處融洽的營養素

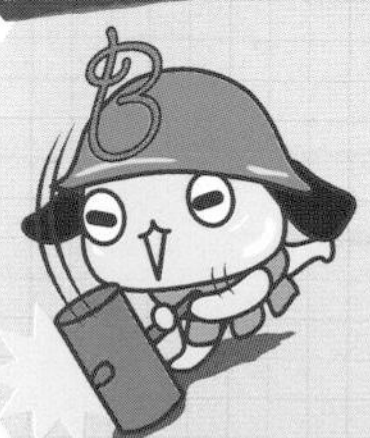

維生素B_6（→p.34）

身體中的菸鹼酸不足時，如果沒有維生素B_6的協助，就無法完全製造出菸鹼酸。

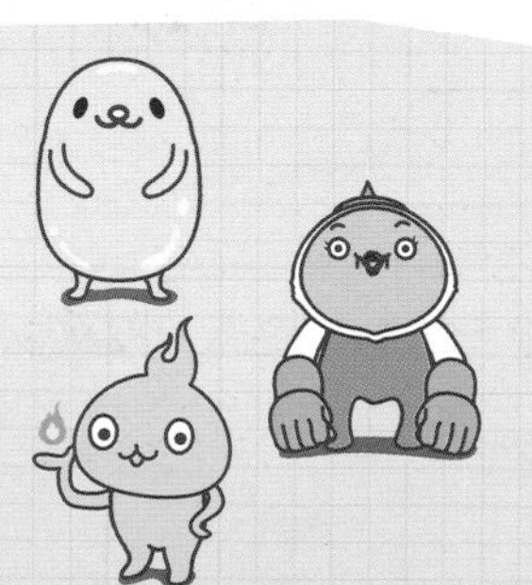

蛋白質（→p.12）

醣類（→p.14）

脂質（→p.18）

要讓醣類、蛋白質和脂質這三大營養素順利進行工作，必須要有菸鹼酸的協助喔。

泛酸妹妹

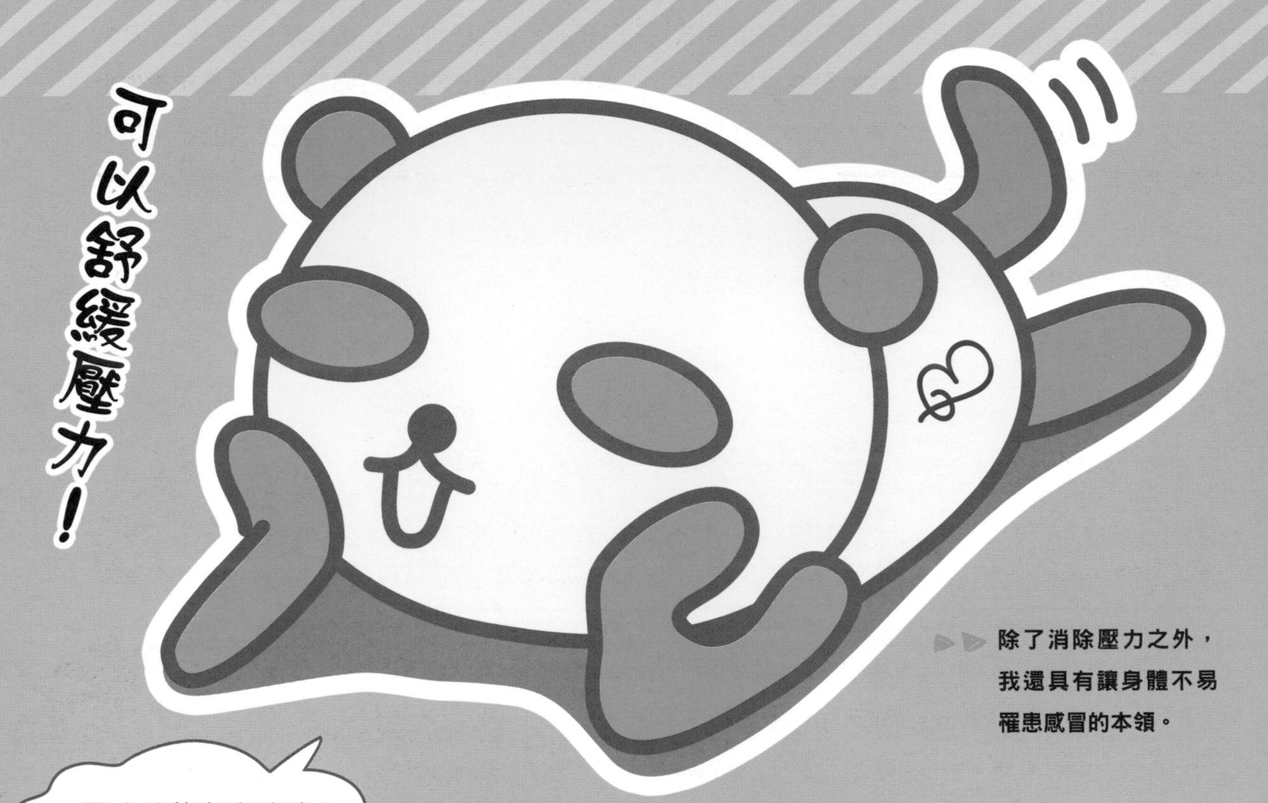

除了消除壓力之外，我還具有讓身體不易罹患感冒的本領。

壓力也能完全消除！營養素之國的療癒角色就是我。

說到療癒系的營養素，那就是我啦！我能為大家舒緩壓力喔。情緒焦躁時，就依靠我吧。

雖然一般將我稱為「泛酸」，但這是維生素B5的化學名稱喔。

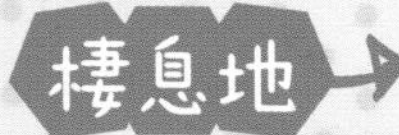

肝臟（雞、豬、牛）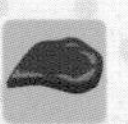 雞腿肉 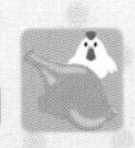 乾香菇 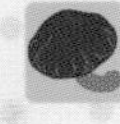

鮭魚 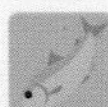 鰻魚 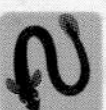 鱈魚卵 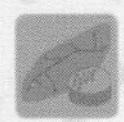 納豆 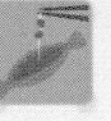

酪梨 

是什麼樣的營養素？

「總覺得媽媽今天心情不好。」遇到這種時候，就交給我——「泛酸」吧！我會協助製造能夠舒緩壓力的荷爾蒙，為大家消除焦躁的情緒喔。而且製造對抗感冒病毒等細菌的抗體和膽固醇的工作，也都與我有關喔。

除此之外，要將醣類、脂質和蛋白質轉化成能量時，我也會作為核心提供協助。因為我是這三大營養素要轉化成能量時，不能缺少的「輔酶Ａ」的材料，所以其實也可以說如果沒有我，脂肪也無法進行燃燒。我也會和維生素Ｃ一起合作，協助形成柔嫩有彈性的皮膚和有光澤的頭髮，所以對女孩子來說，我是不可或缺的營養素喔！

攝取不足的話……

因為所有食物都含有我，而且身體中的我含量不足時，還可以在腸道中製造合成，所以只要和平常一樣吃媽媽煮的飯菜，幾乎不會有攝取不足的情況喔。

但是，大人的情況就不一樣了。經常喝酒和咖啡的人，需要攝取的分量會變多，所以要特別注意喔。如果攝取不足的話，就會出現頭痛、疲倦以及手腳有異常感覺的情況喔。

因為我很怕熱和怕水，所以盡量選擇不用清洗、加熱就可以直接食用的食物的話，就能有效攝取我喔。

我要將這些資訊告訴喜歡喝咖啡的媽媽！

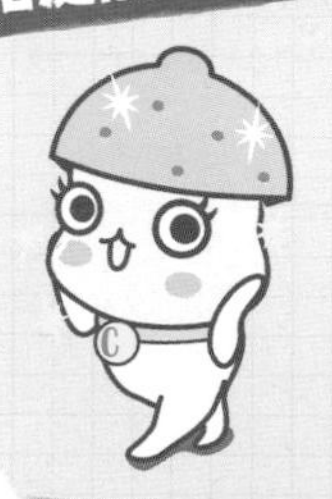

維生素C（→p.42）

為了保持年輕有活力的皮膚和頭髮，維生素C會和泛酸一起合力工作喔。

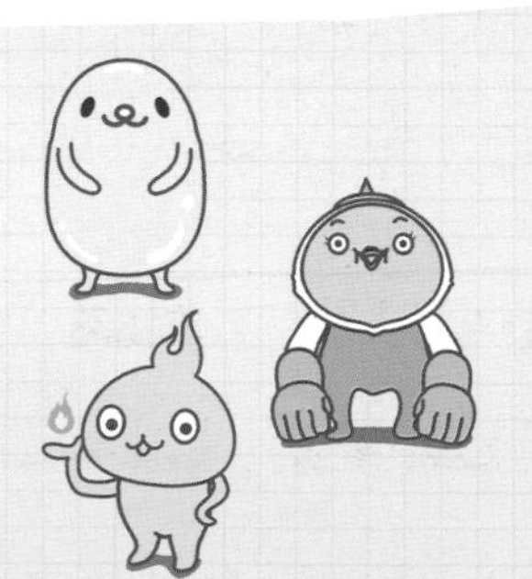

蛋白質（→p.12）

醣類（→p.14）

脂質（→p.18）

醣類、蛋白質和脂質這三大營養素要轉化成能量時，泛酸會提供協助喔。

維生素 B6 弟弟

協助蛋白質代謝！
我能在保持皮膚和
黏膜健康這方面
派上用場喔。

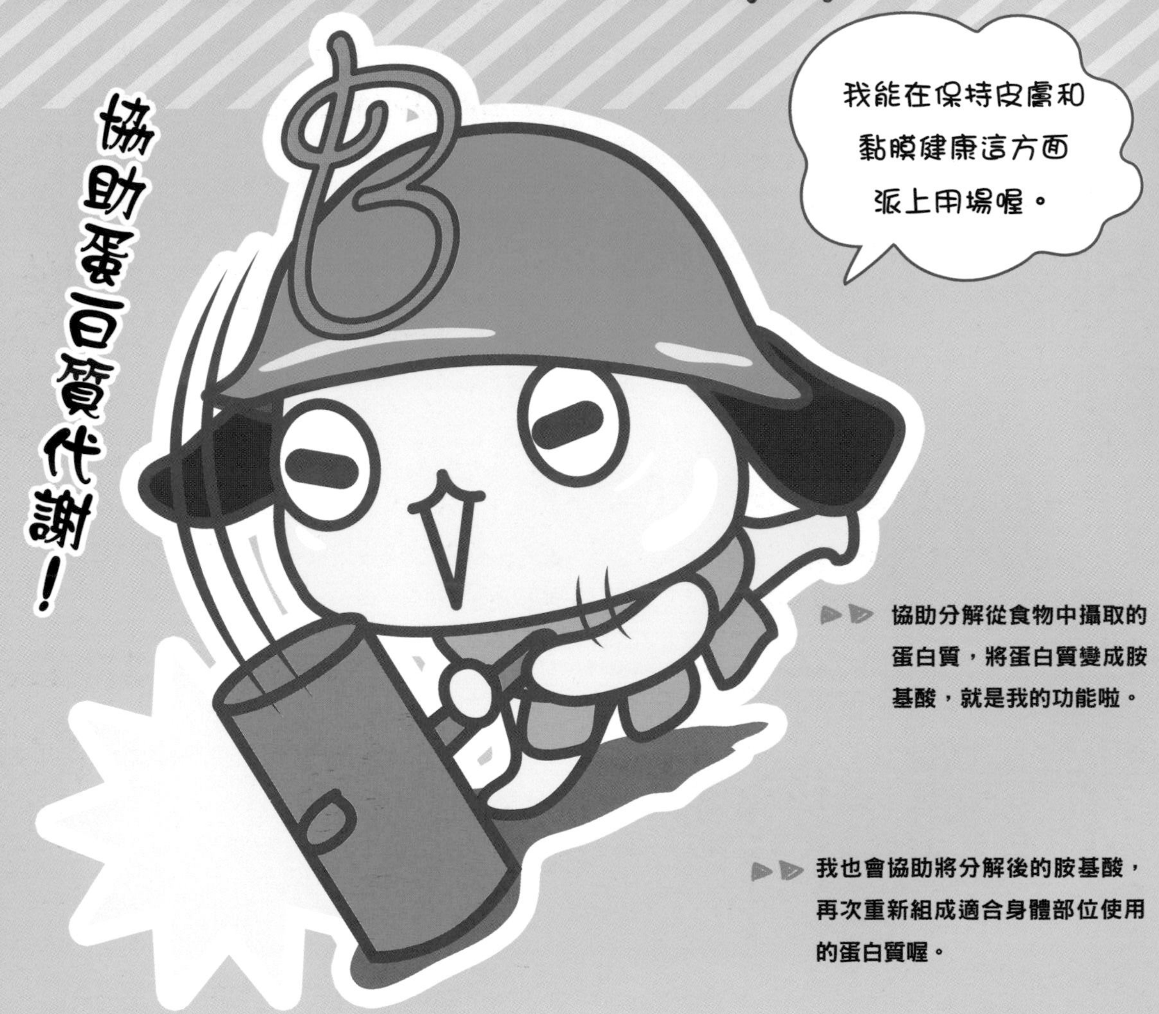

協助分解從食物中攝取的蛋白質，將蛋白質變成胺基酸，就是我的功能啦。

我也會協助將分解後的胺基酸，再次重新組成適合身體部位使用的蛋白質喔。

棲息地

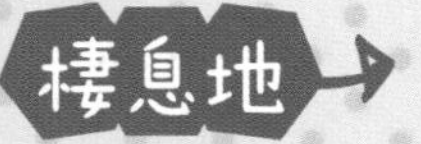

青背魚（鮪魚、鰹魚、秋刀魚等等） 牛肝

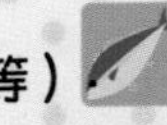

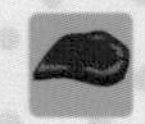

雞胸肉 香蕉 糙米 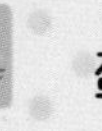 蛋

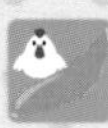

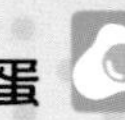

牛奶

是什麼樣的營養素？

我是大家在吃炸雞、漢堡和荷包蛋等食物時，不可或缺的營養素。這是因為我會暗中出力認真工作，使蛋白質能在身體中徹底運用。

其實蛋白質是由胺基酸這種營養素組合而成的。我會幫忙協助分解蛋白質，將蛋白質變成胺基酸的形態。由此產生的胺基酸會再次重新組成適合指甲、皮膚、頭髮等身體部位使用的蛋白質，在這個過程我也會提供協助！為了將蛋白質作為能量使用而進行分配也是我的任務喔。

鮪魚當中，蛋白質和維生素B_6
這兩種營養素都有喔。

攝取不足的話……

身體中的我含量不足時的代表性問題，就是會出現皮膚變粗糙和口腔潰瘍的情況，即使特地吃了肉類和魚類，我的含量不夠充足，就無法重新形成皮膚的材料，所以皮膚和黏膜就會出問題。

除此之外，要製造預防焦慮的物質──「γ-氨基丁酸（γ-Aminobutyric acid，簡稱：GABA）時，我也是不可或缺的成分，所以如果我的含量太少，也可能導致焦慮和失眠等情況……

攝取過量的話……

只要正常用餐就不會有攝取過量的問題，但若服用營養補充品，就要特別注意。攝取過量的話，腎臟會產生結石、感覺神經會出問題，所以要盡量小心。

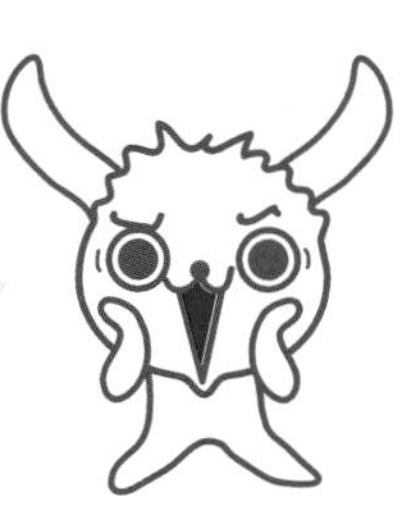

相處融洽的營養素

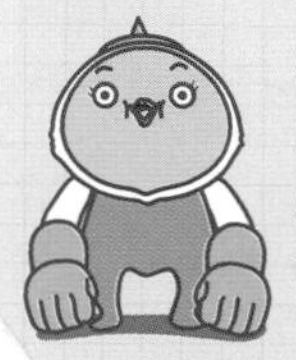

蛋白質（→p.12）
為了將蛋白質轉化成皮膚和頭髮的細胞，維生素B_6會提供協助喔。

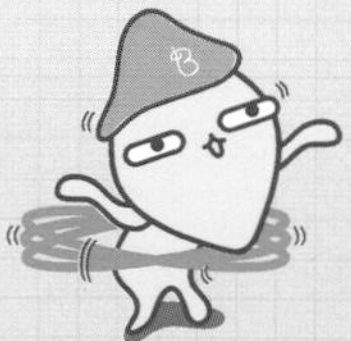

維生素B_2（→p.28）
維生素B_6如果沒有維生素B_2的協助，就無法充滿活力地執行工作。

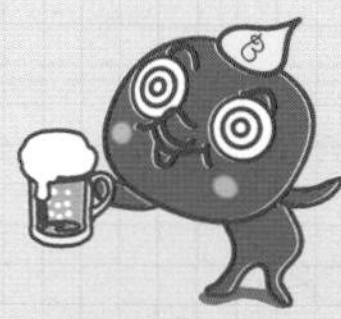

菸鹼酸（→p.30）
維生素B_6會協助製造產生新的菸鹼酸喔。

生物素妹妹

我是以擁有美麗肌膚為目標的女孩子的夥伴喔！

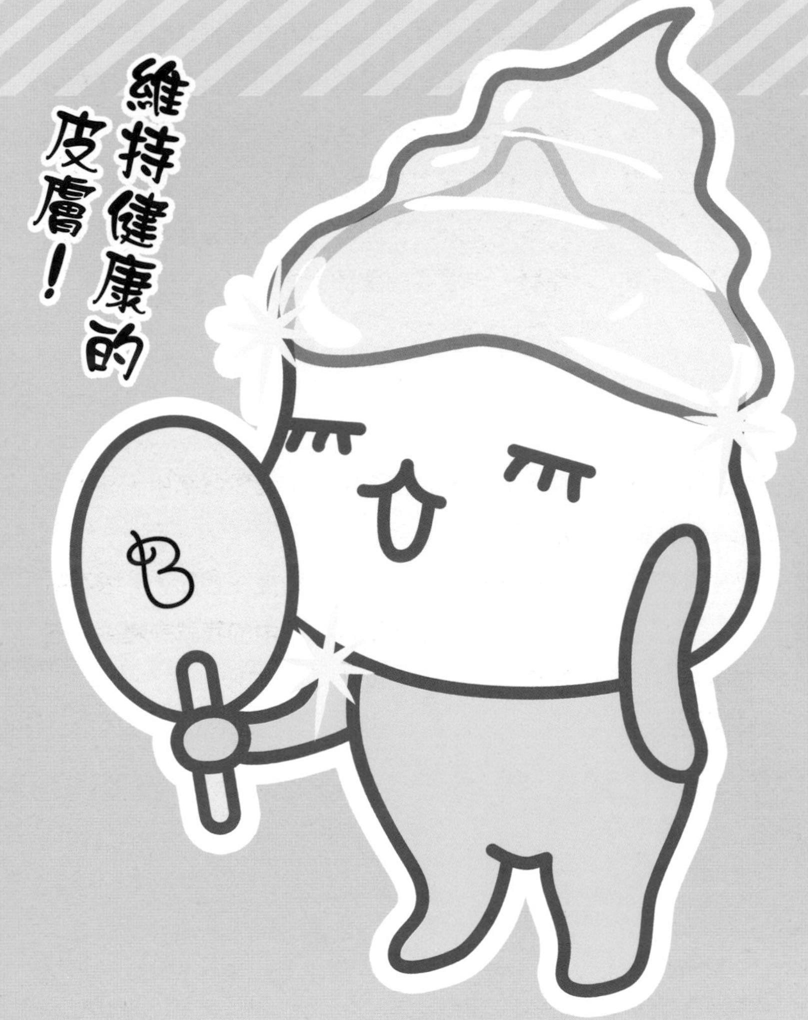

幫大家維持健康又美麗的皮膚、頭髮和指甲，就是我的自豪本領。你看！我的皮膚也很光滑細嫩對吧。

我啊！其實也會作為異位性皮膚炎的藥物來使用。很厲害吧！

雖然一般將我稱為「生物素」，但我還有維生素B_7和維生素H這兩個名字喔！

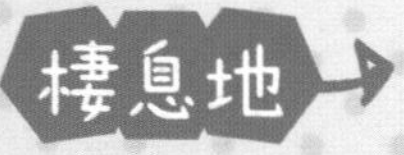

肝臟（雞、豬、牛）　魚貝類（鰈魚、海瓜子、鮭魚等等）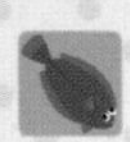

花生 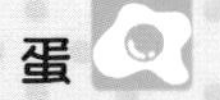　蛋 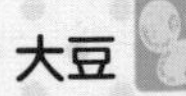　大豆 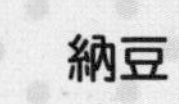　納豆

是什麼樣的營養素？

如果以成為「美肌女孩」為目標的話，會在意想要攝取的營養素就是我——「生物素」。雖然我的別名也稱作「維生素H」，但這個「H」是在德國第一次發現我這個營養素時所取的名字，是源自德語中帶有「皮膚」之意的「haut」這個詞彙的開頭字母。

就如同這個名字一樣，為了使身體維持有彈性的皮膚和有光澤的頭髮，我發揮了很重要的功能喔。其實我甚至還能作為異位性皮膚炎的藥物來使用。為了永遠處於美麗狀態，維持美麗肌膚和秀髮是非常重要的事情，所以如果女孩們能自覺主動地攝取我，那就太好了。

除此之外，協助醣類、脂質和蛋白質轉化成能量，也是我的重要工作喔。

攝取不足的話……

指甲變脆弱、皮膚黯淡沒有光澤、掉髮和長白頭髮的情況越來越多……如果發現到這些信號，就是身體中的我含量逐漸不足的證據。此外，還會覺得無力、容易疲倦。

但是，不用太擔心這種情況。因為各種食物都含有少量的我，而且腸道中的細菌能將我製造出來，所以如果每天都有好好吃飯，就不用擔心囉。

不過長期服用抗生素這種藥物的人，因為腸內細菌會死亡，所以身體中的我就會變少。在意這種情況的人就問問醫師吧。

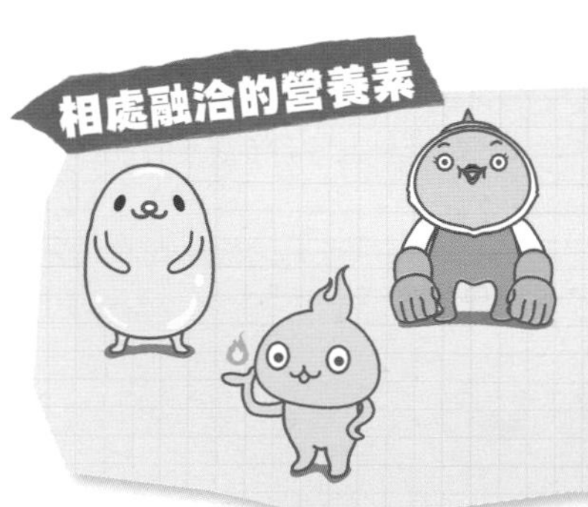

相處融洽的營養素

蛋白質（→p.12）
醣類（→p.14）
脂質（→p.18）

生物素在蛋白質、醣類和脂質這三大營養素要轉化成能量時，會提供協助喔。

一定要從今天開始積極攝取！

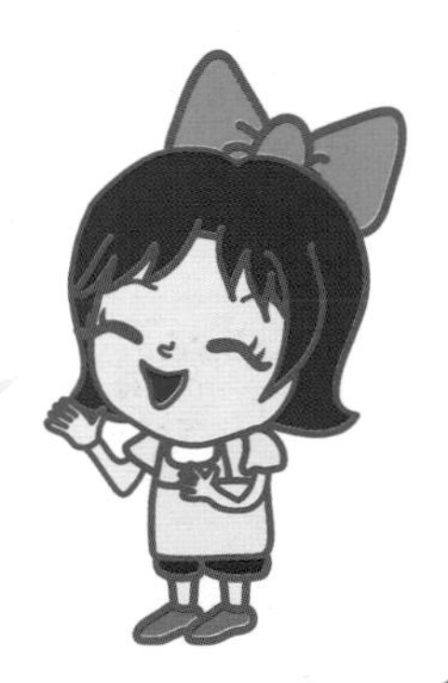

葉酸弟弟

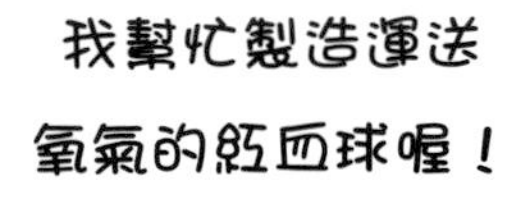

預防貧血！

我會和維生素B_{12}一起幫忙製造紅血球喔。我們是非常好的拍檔。

我會協助製造滿載遺傳訊息的DNA和RNA。此外，也能有助預防記憶力衰退和健忘的情況。

「葉酸」是維生素B_9和維生素M的別稱。

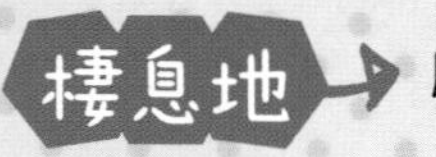

棲息地→ 肝臟（雞、牛） 油菜花 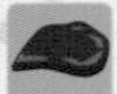 山麻 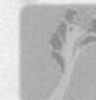

球芽甘藍 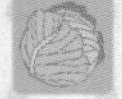 青花菜 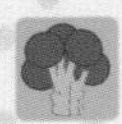 菠菜

蘆筍 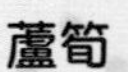  烤海苔 

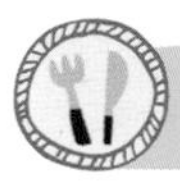

是什麼樣的營養素？

除了雞和牛的肝臟之外，在綠色蔬菜中有許多含量的就是我——「葉酸」。我會和維生素B_{12}聯手製造紅血球喔。身為血液主要成分的紅血球，是將氧氣送到身體各個部位的細胞喔。雖然沒有洞口，但紅血球的形狀像是中間凹陷的甜甜圈一樣。如果身體中的我含量很少，紅血球的形狀就會變得很奇怪，無法順利運送氧氣。

除此之外，我也是孕婦不可或缺的營養素。因為我和正確複製細胞時需要的設計圖——「DNA」和「RNA」的形成有所關聯，所以要讓孕婦肚子裡的胎兒順利長大時，我也是非常重要的存在喔。

最近，我所擁有的保持記憶力、不容易健忘等能力也備受矚目喔。

攝取不足的話……

如果身體中的我含量逐漸變少，首先出現的症狀就是貧血。因為紅血球無法確實發揮功能，身體中的氧氣變少，就會變得沒有精神，也很容易造成皮膚粗糙和口腔潰瘍的情況，所以要特別注意喔。

此外，若孕婦身體中的我含量不足，胎兒也可能出現異常狀況……所以在美國和英國，會建議有懷孕計畫的女性，攝取我的分量要比一般女性還要多喔。

順帶一提，喜歡抽菸和喝酒的人，身體要消耗我的分量會變多喔。要告訴喜歡抽菸的爸爸，要大量攝取我喔。

相處融洽的營養素

維生素B_{12}（→p.40）

維生素B_{12}在製造紅血球時，會和葉酸一起搭檔大顯身手喔。

也不要討厭綠色蔬菜，
一定要吃掉～汪！

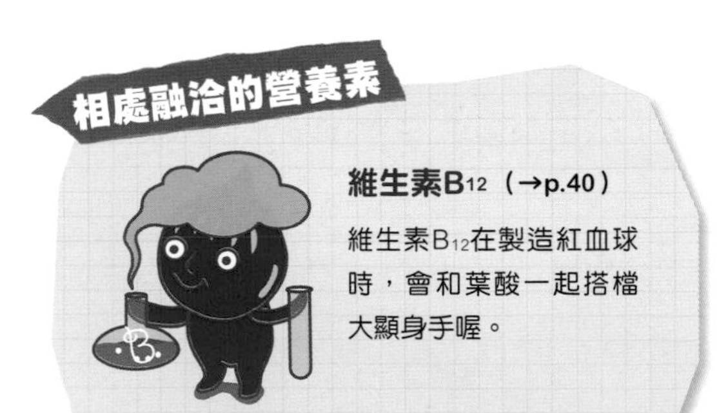

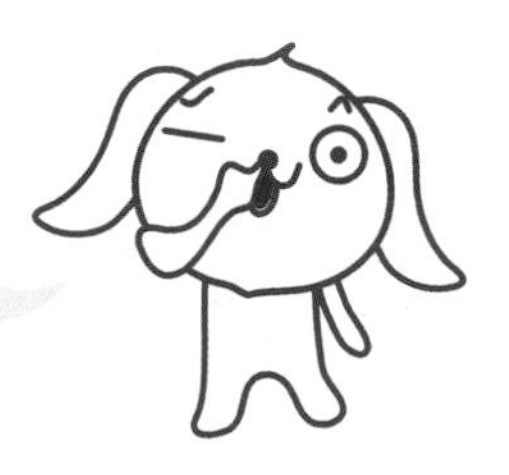

維生素B12弟弟

協助製造紅血球！
為了順利製造紅血球，我會和葉酸一起合作努力工作喔！

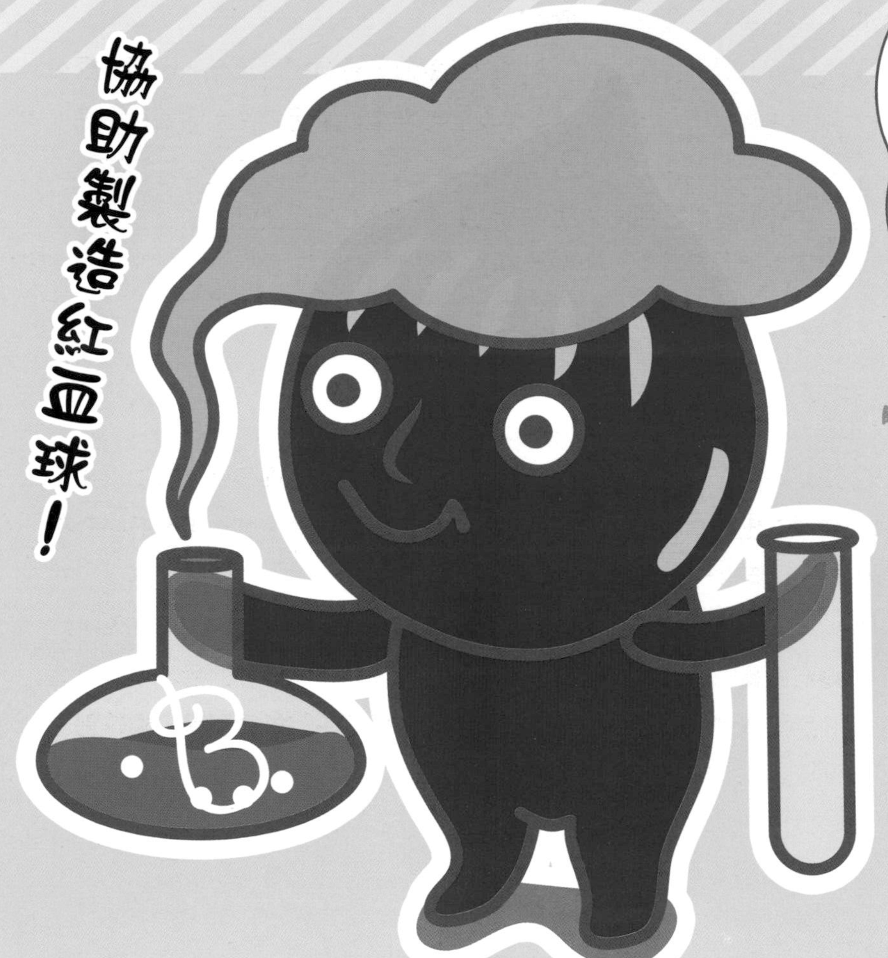

說到我的本領，果然還是協助製造紅血球這件事最重要啊。我擁有鮮紅的身體，很像製造紅血球的工匠對吧。

我也能緩解暈眩、呼吸急促、肩膀痠痛和腰痛喔。

棲息地

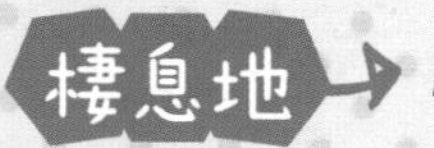

肝臟（牛、豬、雞） 貝類（海瓜子、蜆、蛤蠣、牡蠣等等）

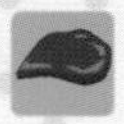

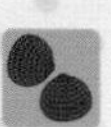

秋刀魚 蛋 起司 牛奶 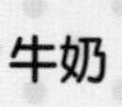

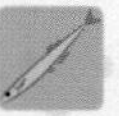

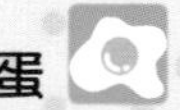

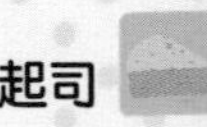

烤海苔 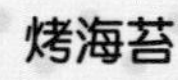

是什麼樣的營養素？

我——「維生素B_{12}」的特徵就是擁有紅色身體，所以也被稱為「紅色維生素」喔。

為了協助製造血液中的細胞和紅血球，我會和葉酸組成拍檔拼命工作，如果沒有我的話，紅血球的形狀就會變得很巨大、數量會減少，無法完成紅血球原本的工作……紅血球會將氧氣運送到全身各個部位。如果沒有氧氣，產生能量的效率就會變差，所以我是非常重要的營養素喔。

為了使在腦部、脊髓控制全身的中樞神經和遍布全身的末梢神經能正常運作而進行調節，也是我的工作之一。事實上，已經得知在失智症患者的腦部，我的含量很少。

攝取不足的話……

如果身體中的我含量變少，就會陷入全身能量不足的狀態。身體會覺得疲倦、出現暈眩和呼吸急促的情況……這就是一般稱為「惡性貧血」的疾病喔。

如果攝取不足的話，也會無法確實完成調節中樞神經和末梢神經的工作、無法入眠、出現肩膀痠痛、腰痛和麻痺的情況。這就是一般稱為「神經障礙」的狀態。

通常可以透過腸道中的細菌將我製造出來，所以只要進行均衡的飲食，就不用擔心攝取不足的問題，但是「不吃肉類和魚類」這種人的情況就不一樣了。在蔬菜中幾乎沒有我的蹤跡，而動物性食物則含有大量的我，所以只吃蔬菜可能會造成攝取不足的情況喔。要特別注意這一點喔。

相處融洽的營養素

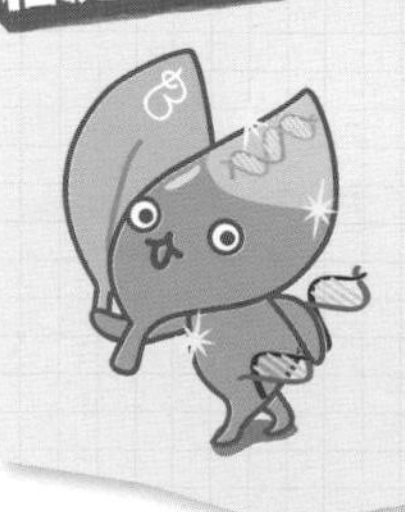

葉酸（→p.38）

葉酸會和維生素B_{12}一起合作，協助製造形狀正確的紅血球喔。

維生素B_{12}和葉酸的關係很融洽！

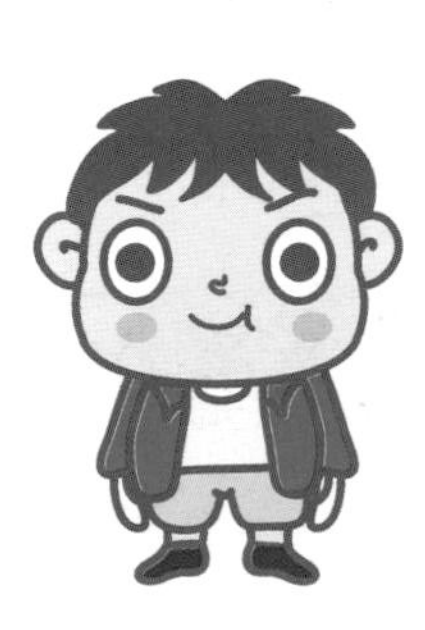

維生素C妹妹

保護身體免受病毒之類的侵害！

能夠美肌、提升免疫力、防止老化……我會在各方面大顯身手喔！

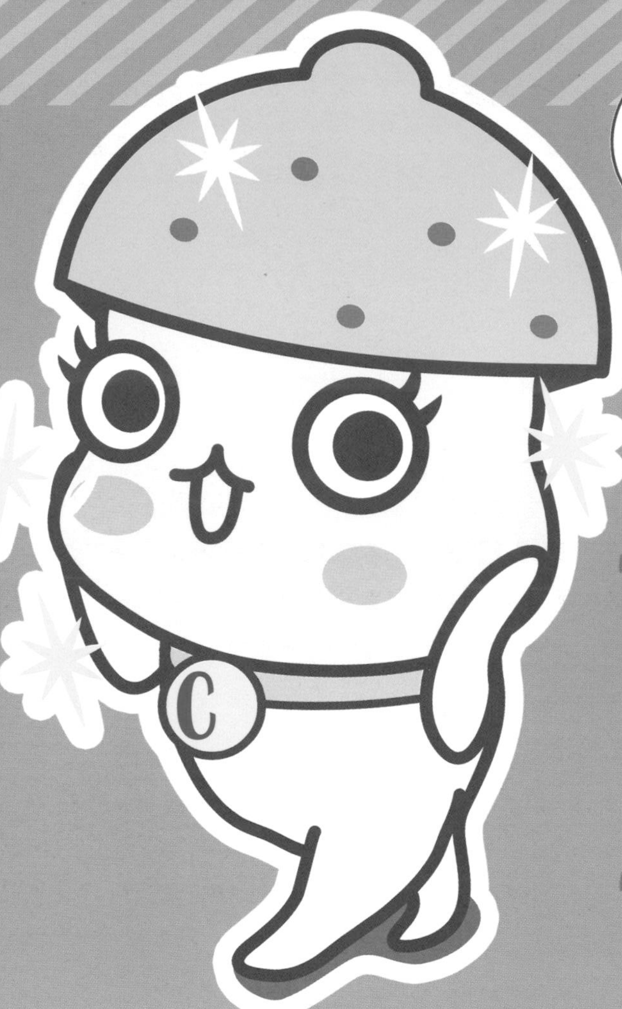

▶▶ 我所能做的事情，就是提高保護身體免受感冒病毒之類侵害的能力和免疫力。尤其是容易感冒的冬天，要記得找我喔。

▶▶ 我還擁有美肌效果，對防止老化也很有幫助，所以女孩子要多關注我喔。

棲息地

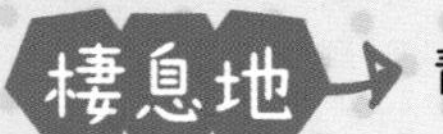

青椒 球芽甘藍 青花菜 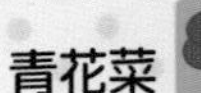 油菜花

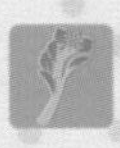

奇異果 草莓 柑橘類（檸檬、柳橙等等）

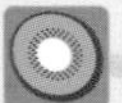

馬鈴薯

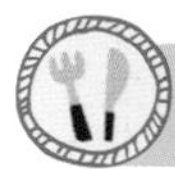

是什麼樣的營養素？

容易感冒的時期，就是我──「維生素C」的出場時刻！這是因為我會協助身體中防止病毒入侵的警衛──「白血球」。因為免疫力提升，就不容易罹患感冒。一般會說「感冒時要補充維生素C」也是出於這個理由。

抑制老化物質「活性氧化物」的活動，防止動脈硬化等生活習慣病，也是我深受矚目的功能喔。另外，因為我容易將香菸裡的有害物質排出體外，所以對於喜歡抽菸的大人來說，我在健康方面是不能缺少的營養素喔。

而且抑制活性氧化物還能預防皮膚長出色斑和皺紋，協助預防老化喔！我也能成為使皮膚光滑的膠原蛋白之材料，所以或許也可說是媽媽會很在意的營養素喔。

攝取不足的話……

如果身體中的我含量不足，免疫力就容易下降喔。容易使感冒惡化，所以冬天時要特別注意！此外，也會出現毛細血管變脆弱、牙齦容易出血、容易產生瘀青的情況，所以真的很麻煩。蔬菜中含有大量的我，覺得「難吃」、「討厭」就不吃的話，很容易攝取不足，所以要特別注意喔。

我的弱點是蔬菜只要經過清洗、烹炒，蔬菜中的我就會受損。我是非常脆弱敏感的營養素。在這方面，會推薦大家選擇切過就能直接食用的水果喔。在盛產季節出產的食物含有大量的我，要記得跟媽媽說這個資訊喔。

原來媽媽吃很多蔬菜是因為這種理由啊！

相處融洽的營養素

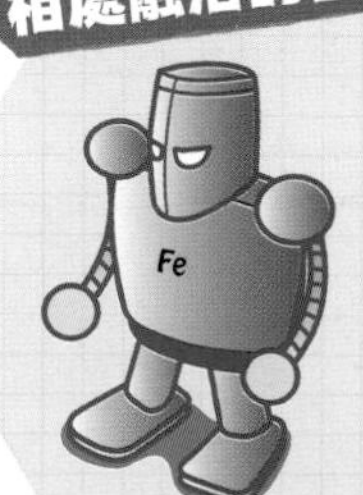

鐵（→p.60）

透過維生素C的協助，身體從食物中吸收鐵的能力就會大幅提升喔。

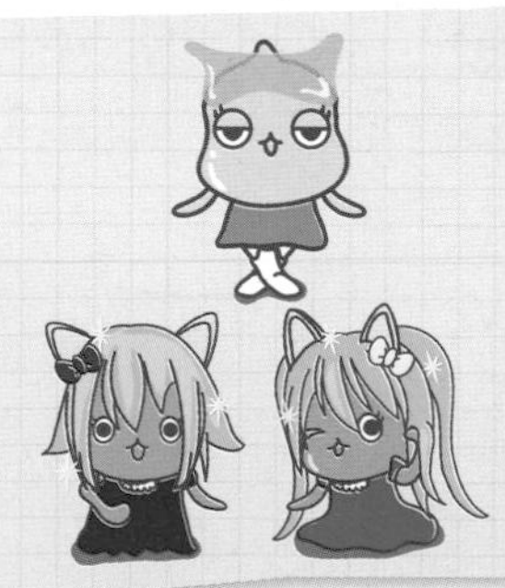

維生素E（→p.48）

維生素A（→p.44）

當維生素E抑制活性氧化物時，透過維生素C的協助，就能有效預防老化情況喔。維生素C、維生素E以及維生素A是具有美肌效果的「美肌三人組」喔。

維生素A姊妹

除了皮膚之外，我們也負責許多和眼睛相關的工作喔。
使皮膚變光滑！
視黃醇姊姊
β-胡蘿蔔素妹妹

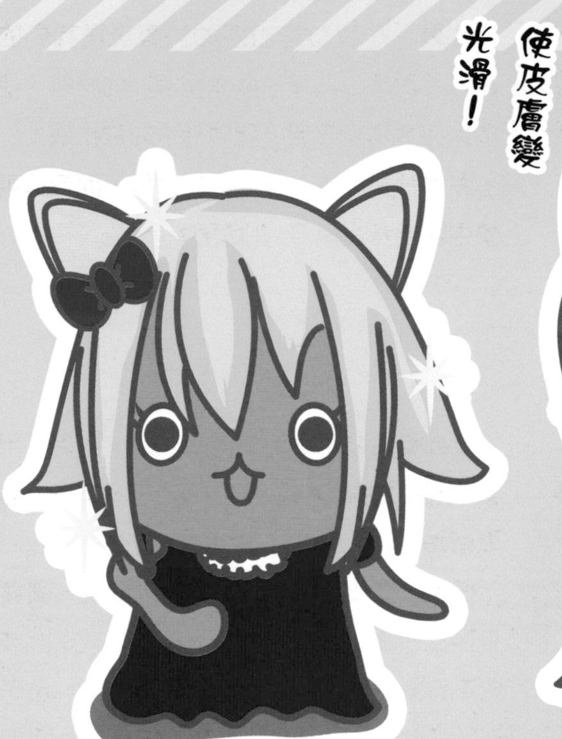

維生素A分成視黃醇以及會在身體內轉化成維生素A的β-胡蘿蔔素這兩種類型。

也被大家稱為「美的維生素」的我們，可以形成年輕有活力的美麗肌膚和秀髮。

我們也被稱為「眼睛的維生素」。要擁有健康水潤的眼睛，我們是不可或缺的營養素喔。

棲息地

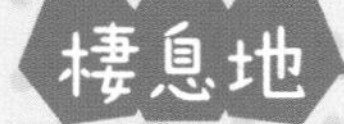

視黃醇▶ 肝臟（雞、豬） 魚肝 鰻魚

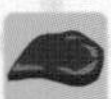

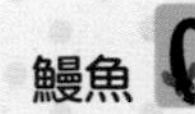

β-胡蘿蔔素▶ 紅蘿蔔 山麻 南瓜

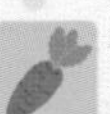

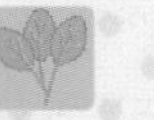

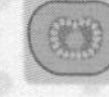

波菜 芒果

是什麼樣的營養素？

媽媽所憧憬的透亮、光滑細膩的皮膚……大家知道擁有這樣的皮膚，是我們在幕後大顯身手的緣故嗎？

我們的工作和組成皮膚、頭髮以及指甲等細胞有關喔。這些細胞會經常更新，所以為了擁有美麗、年輕有活力的皮膚和頭髮，我們的作用非常重要喔。我們會成為鼻子、喉嚨以及肺部等黏膜的材料，在保護身體免受病毒侵害這方面也很有幫助喔。

此外，協助維持眼睛的健康也是我們的工作。我們會成為眼球內側視網膜的材料、使眼睛保持水潤狀態喔。我們總是非常忙碌！

動物性食物中含有大量視黃醇，而黃綠色蔬菜中則含有大量β-胡蘿蔔素。

攝取不足的話……

如果身體中的我含量變少，皮膚就會變粗糙喔，而且容易感冒、在暗處時眼睛會不容易看清楚物體，所以要特別注意喔。

從食物攝取時，推薦選擇以油類烹炒的食物，或是淋上美乃滋的食物，因為這樣一來我們就會很容易溶解於油類當中，身體的吸收率就會跟著提高喔。

攝取過量的話……

針對從食物所攝取的分量來看，可以不用那麼神經質地擔心攝取不足的問題，但是大量攝取營養補充品時，就要格外注意喔。

如果大量攝取過多，就會出現嘔吐、頭痛和骨頭出毛病的情況喔。此外，也可能給肝臟造成不良影響。如果孕婦攝取過量的話，也可能給肚子裡的胎兒帶來不良影響，所以一定要多加注意。

相處融洽的營養素

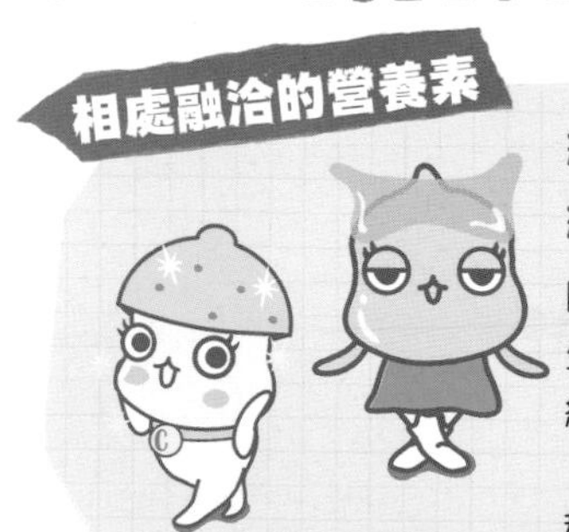

維生素C （→p.42）

維生素E （→p.48）

同時攝取維生素A、維生素C和維生素E的話，美肌效果就會加倍！維生素A、維生素C和維生素E是「美肌三人組」喔。維生素C也被稱為「美的維生素」喔。

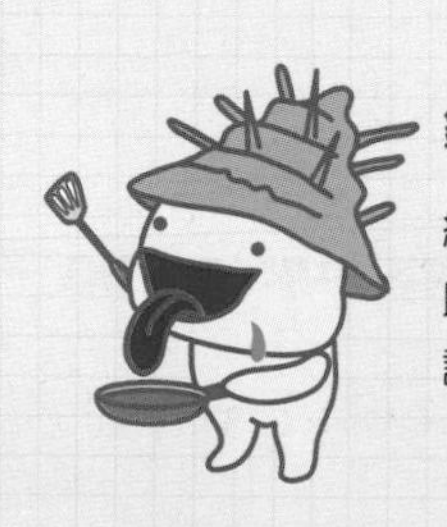

鋅 （→p.62）

維生素A會提供協助，使鋅的新陳代謝更加活躍喔。

維生素D弟弟

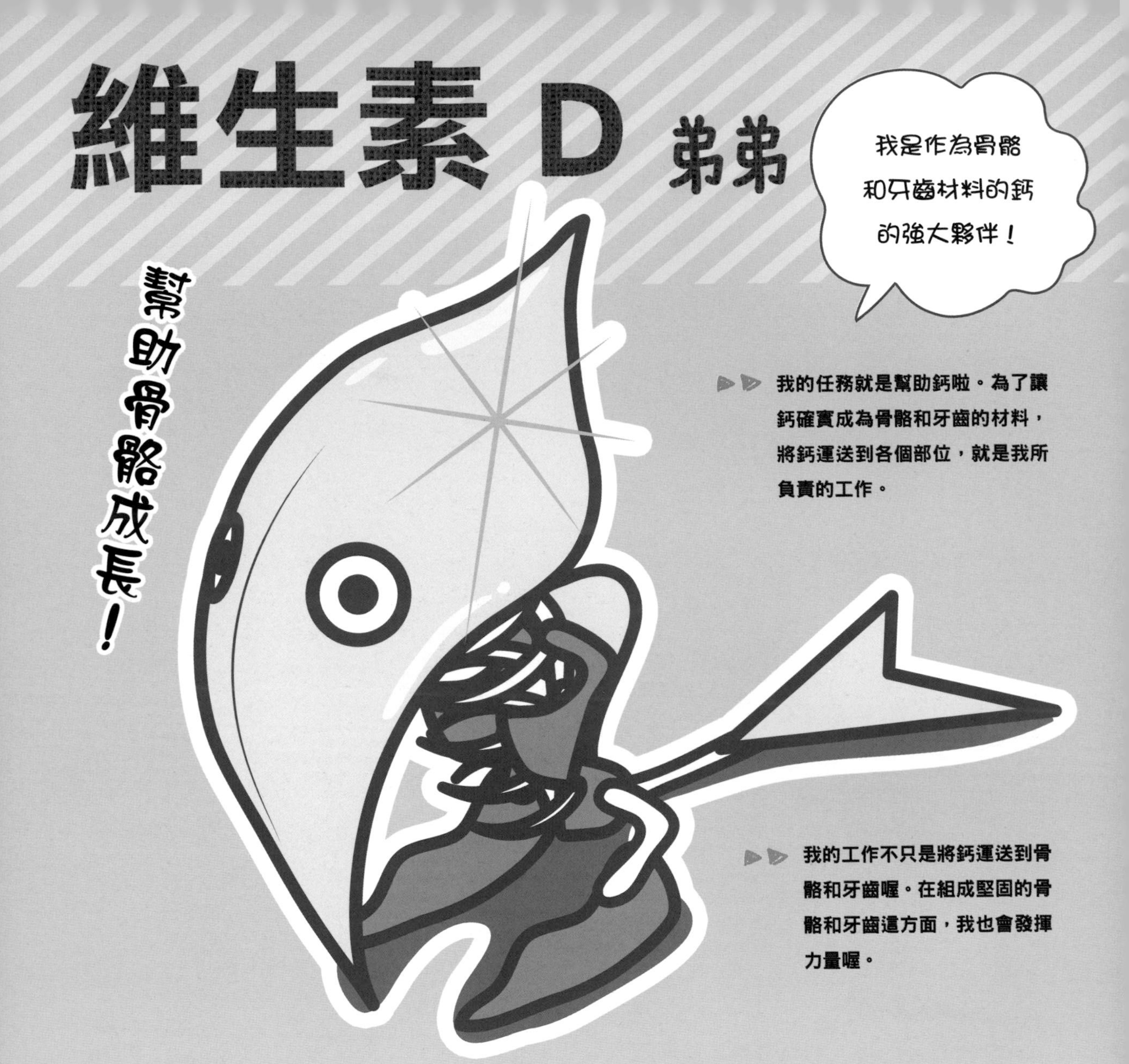

我的任務就是幫助鈣啦。為了讓鈣確實成為骨骼和牙齒的材料，將鈣運送到各個部位，就是我所負責的工作。

我的工作不只是將鈣運送到骨骼和牙齒喔。在組成堅固的骨骼和牙齒這方面，我也會發揮力量喔。

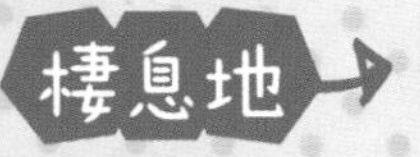

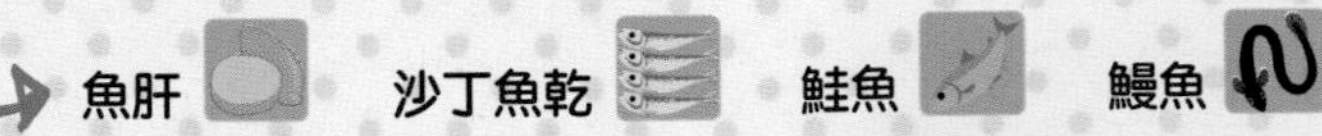

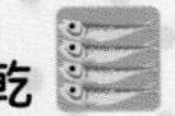

鰈魚 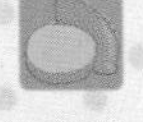 秋刀魚 鰹魚 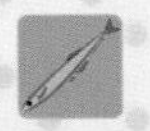

菇類（木耳、乾香菇等等）

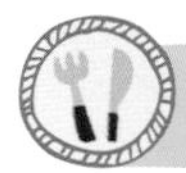

是什麼樣的營養素？

大家能擁有堅固的骨骼和牙齒，就是因為有我——「維生素D」存在的緣故。我會協助組成骨骼材料的鈣喔。為了使人體容易從食物中吸收鈣而提供協助、將鈣運送到骨骼和牙齒，真的非常忙碌！

活動肌肉時，或是為了使心臟正常運作而發揮作用等等，在身體中執行工作的鈣。為了在必要時刻能夠隨時供應，鈣會透過血液循環整個身體，但血液中的鈣變少時，也是我的出場時刻。此時我會發揮作用，促使骨骼溶出鈣運送到血液。

除此之外，一曬太陽就能藉由皮膚製造出來，也是我的特徵。「在外面玩耍的話，小孩子的骨骼就會變堅固。」奶奶所說的這句話是有確實理由的喔。

攝取不足的話……

如果身體中的我含量不足，在骨骼成長方面就會產生極大影響。脊椎骨和腿部骨頭會彎曲、會變成X型腿或O型腿……大人會容易得到骨質疏鬆症喔。除此之外，牙齒還會變脆弱、容易長蛀牙。

因為孕婦身體中的鈣會被肚子裡的胎兒吸收，所以容易出現含量不足的情況。因此孕婦要自覺主動地攝取我喔。

攝取過量的話……

如果身體中的我比需要分量還要多，就容易在血管、心臟和肺部等部位累積鈣。如此一來，腎臟就容易出現問題喔。要留心飲食均衡，如果是透過營養補充品攝取，為了避免含量過多的問題，千萬要特別注意喔。

相處融洽的營養素

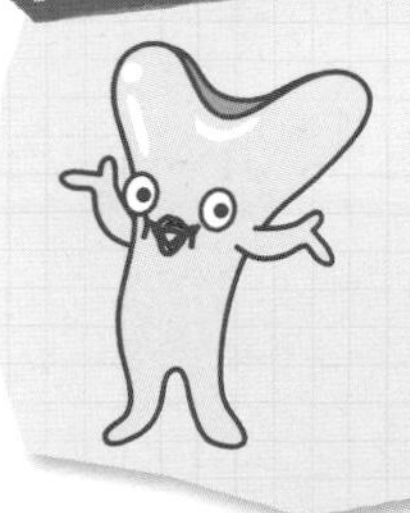

鈣（→p.54）

為了使身體更方便使用鈣，維生素D會發揮作用喔！

原來O型腿也跟維生素D不足有關啊！

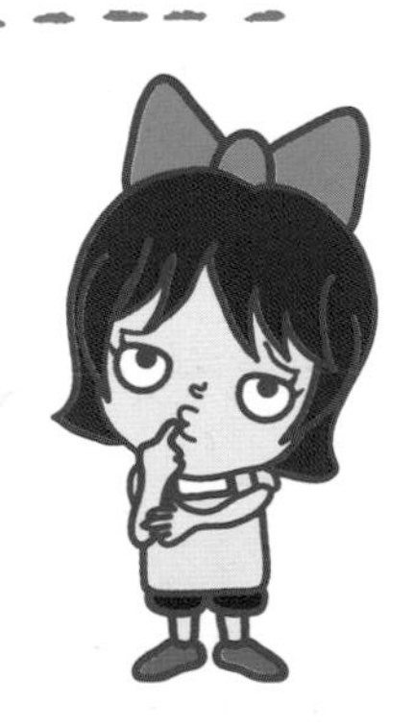

維生素E 姊姊

使身體變年輕的能力是最出色的！

防止老化！

一說到外表也充滿朝氣的我的本領，那就是防止老化。我會消除皮膚的色斑和皺紋，和我一起抗老吧！

我還具有使血液清澈，預防動脈硬化的作用。所以也被稱為「血管的清掃者」喔。

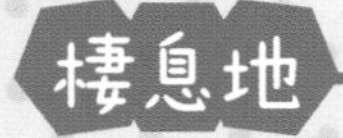

堅果類（杏仁、松子等等） 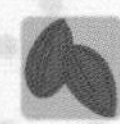 植物油（葵花籽油、紅花油等等） 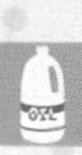

鱈魚卵  鰻魚 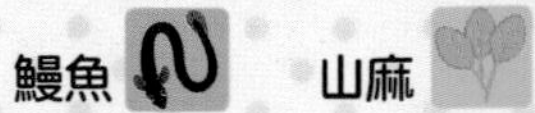 山麻 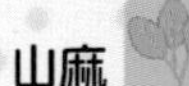 南瓜 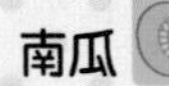

菠菜 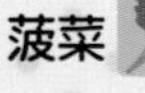 酪梨

是什麼樣的營養素？

人會衰老的理由之一，就是呼吸後吸入人體內的氧氣所產生的過多活性氧化物。一般認為這些活性氧化物會和細胞膜黏在一起，傷害細胞膜，使衰老情況惡化。所以為了盡量不讓活性氧化物在人體內增加而進行巡邏，就是我——「維生素Ｅ」的任務。活性氧化物打算和細胞黏在一起時，我就會立刻撲過去，防止老化情形發生喔。

除了可以預防色斑和皺紋這種表面的老化情形之外，能夠預防內臟老化也是我的自豪之處。要預防血液流動不佳所形成的「動脈硬化」這種疾病時，我也能派上用場喔。

此外，因為我能使血液順暢流通，所以對於體質虛寒、頭痛和肩膀痠痛等症狀也能發揮功效。因為我和女性荷爾蒙也有密切關係，所以對於想要生小孩的女性來說，我是很重要的維生素。

攝取不足的話……

如果身體中的我含量逐漸變少，活性氧化物就會慢慢增加，如此一來，就會使身體的各種器官氧化。也就是說，會使器官出現生鏽的情況。一旦變成這種情況，除了色斑和雀斑會增加之外，也可能變成虛寒體質喔。此外，血管一旦生鏽，就會造成動脈硬化的情況。如果女性的維生素Ｅ攝取不足，也可能難以懷孕。

攝取過量的話……

雖然幾乎沒有攝取過量的危害，但有時也會對肝臟造成影響，所以要多加注意喔。

我也要跟媽媽傳達這個資訊！
媽媽一定會很開心！

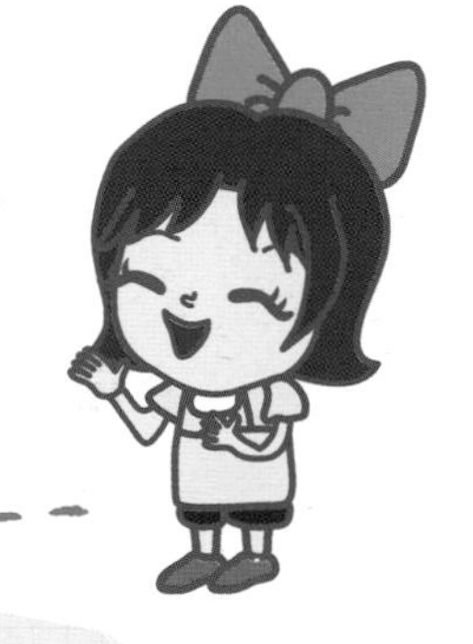

相處融洽的營養素

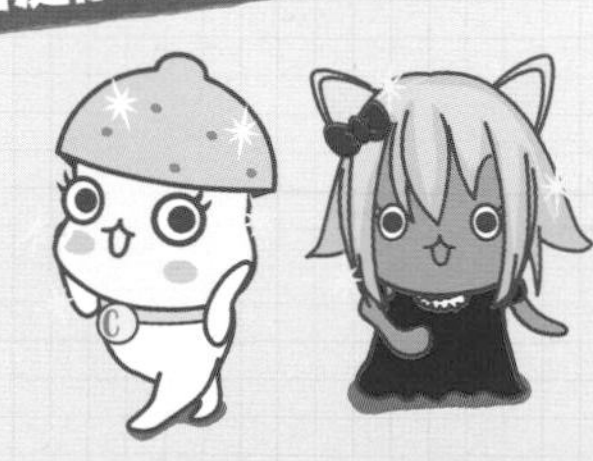

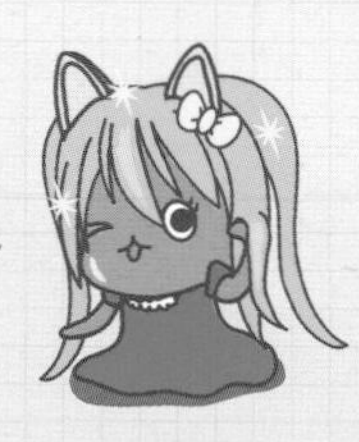

維生素C（→p.42）

維生素A（→p.44）

維生素C會提供協助，使維生素E順利去除活性氧化物喔。維生素E、維生素C以及維生素A以「美肌三人組」之姿，在打造沒有色斑且光滑的皮膚這方面，很有貢獻喔。

維生素K 弟弟

俺和在身體
巡迴的血液也有
所關聯喔！

為了止血而工作！

人稱「止血維生素」的俺，和止血的工作有關喔！大家受傷時，就是俺的出場時刻啦。

除了止血之外，俺也會協助鈣，具有使骨骼變堅固的作用。俺也會執行抑制鈣從骨骼溶解出來的工作喔。

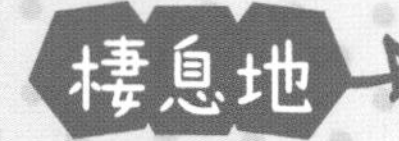

納豆 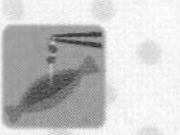 山麻 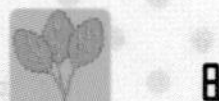 明日葉 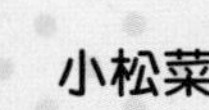 小松菜 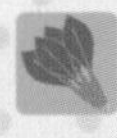

菠菜 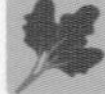 油菜花 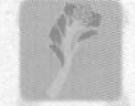 高麗菜 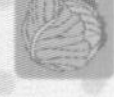 海帶芽 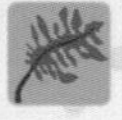

是什麼樣的營養素？

俺——「維生素K」是和血液有關的營養素喔。

跌倒膝蓋出血時，會自然止血，就是因為俺迅速執行工作的緣故啦。所以俺也被稱為「止血維生素」喔。如果血液沒有止住的話，也可能造成生命危險，就會相當麻煩，所以為了使血液中的止血成分順暢運作，俺會迅速提供協助。

此外，協助作為骨骼材料的鈣和骨骼黏在一起，也是俺所負責的工作。如果沒有俺的話，大家好不容易從食物中吸收的鈣，就會從骨骼溶解到血液中。

為了受傷時能止血，
要確實攝取～汪！

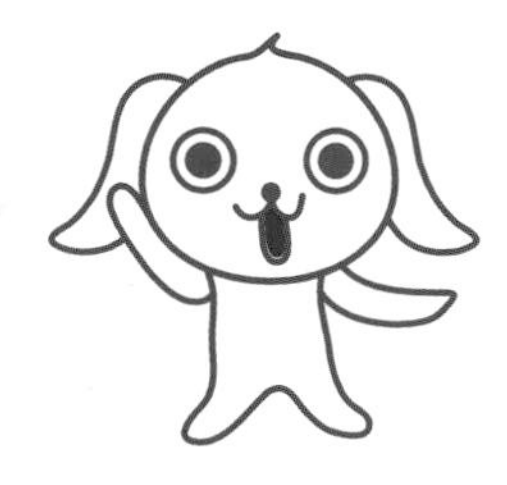

攝取不足的話……

出血很難止住的話，就是身體中的俺含量不足的信號。容易流鼻血時，可能就是沒有確實從食物中攝取俺的緣故。

此外，一旦身體中的俺含量不足，鈣就很難沉澱在骨骼和牙齒中，這兩個部位就會慢慢變脆弱喔。還可能容易發生蛀牙、骨折的情況、罹患骨質疏鬆症……黃綠色蔬菜和發酵食物中含有大量的俺，所以確認一下是否有好好攝取這些食物吧。

幸好在腸道中的細菌能將俺製造出來，所以不用太擔心攝取不足的問題，但是剛生出來的嬰兒還是要多加注意。因為嬰兒腸道中的細菌很少，有時會有含量不足的情況。

相處融洽的營養素

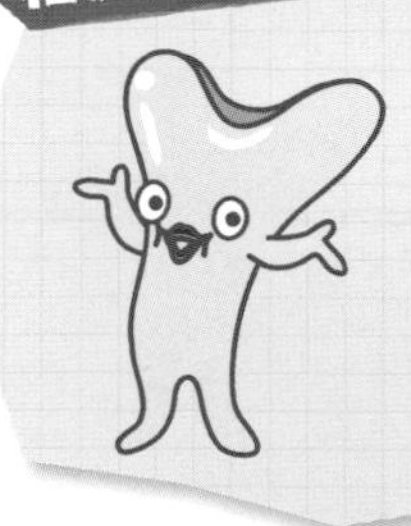

鈣（→p.54）

維生素K會抑制鈣從骨骼溶解出來的情況，在各方面協助鈣執行工作喔。

維生素K除了能止血之外，
也有助於保護骨骼健康唷。

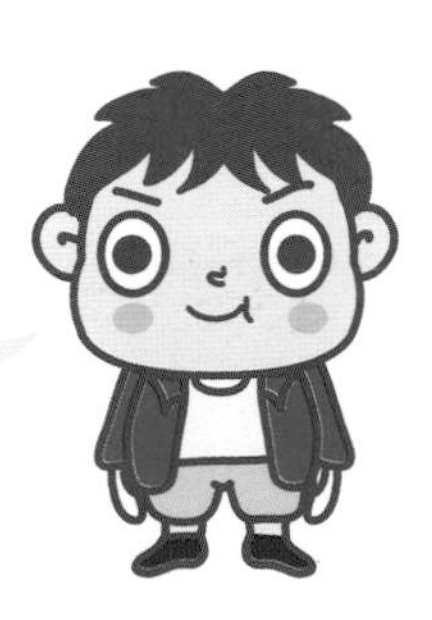

礦物質
醣類
脂質
蛋白質
維生素
五大營養素

我們是礦物質

磷
碘

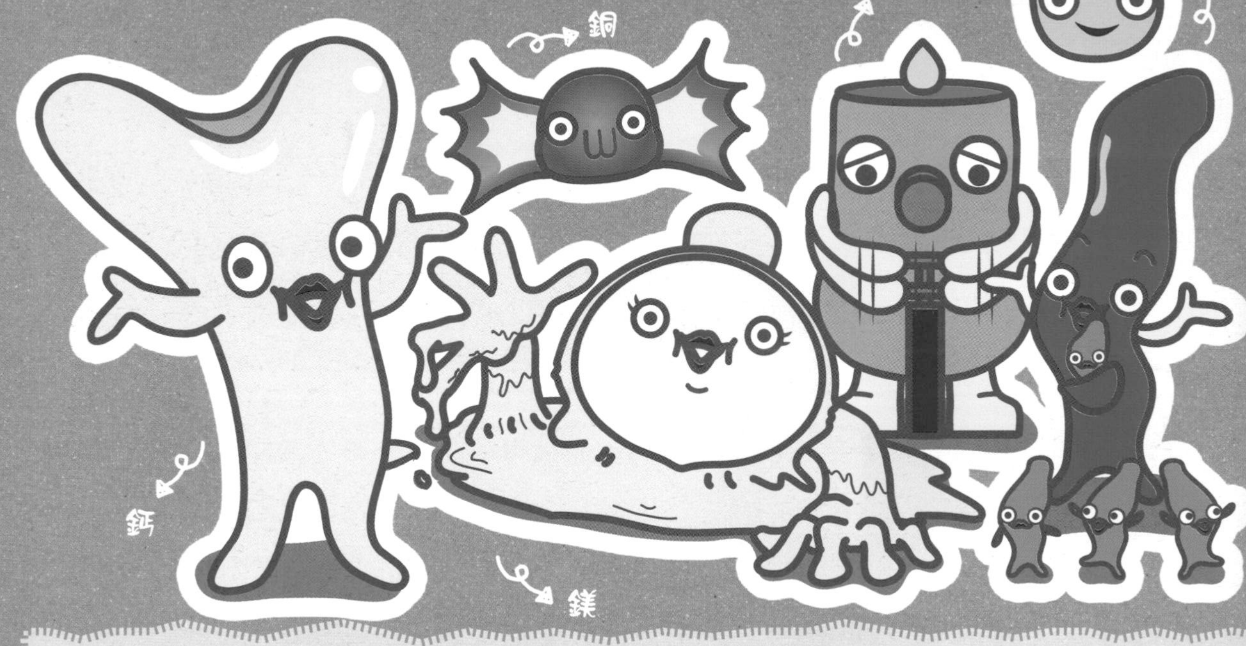

表示「礦物」的礦物質。舉例來說，石頭、岩石、鐵，以及首飾所使用的金、銀和鑽石都是夥伴喔。大家所居住的地球上的礦物數量，竟然有100種以上。

而這樣的礦物，居然也存在於人體當中喔，鐵也是其中一種。但是礦物群不會在人體中滾動，而是以溶於水中的形態存在於人體內，再和維生素一起工作，調整身體狀況、成為骨骼和牙齒的材料喔。

人為了存活一定要有的礦物質共有16種。鈣、鎂、鉀等就是代表性的礦物質喔！增添鹹味的

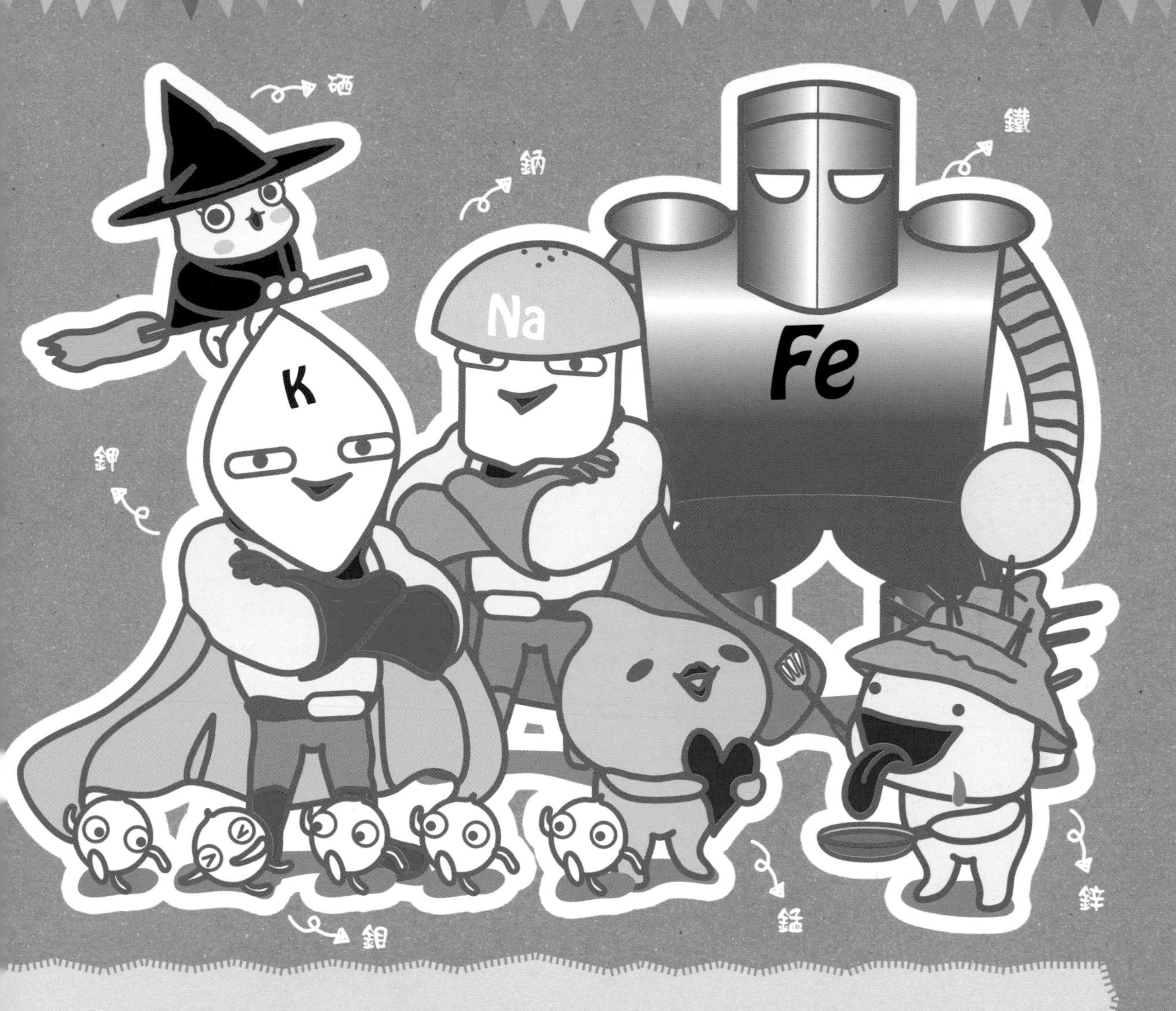

鈉，其實也是礦物質之一。礦物質廣泛存在於食物當中，像是穀類、豆類、海藻類、魚貝類、堅果類和乳製品等各種食物。

身體所需礦物質的需求量很少。但含量太少也不行，太多則對身體有害。舉例來說，以鈉為主要成分的鹽分攝取太多，導致高血壓等問題也是影響之一。關鍵就是要在平常的飲食中，一點一點的慢慢補充。

鈣弟弟

雖然有一點硬，
但是我會在全身各個
部位大顯身手喔！
組成骨骼和牙齒！

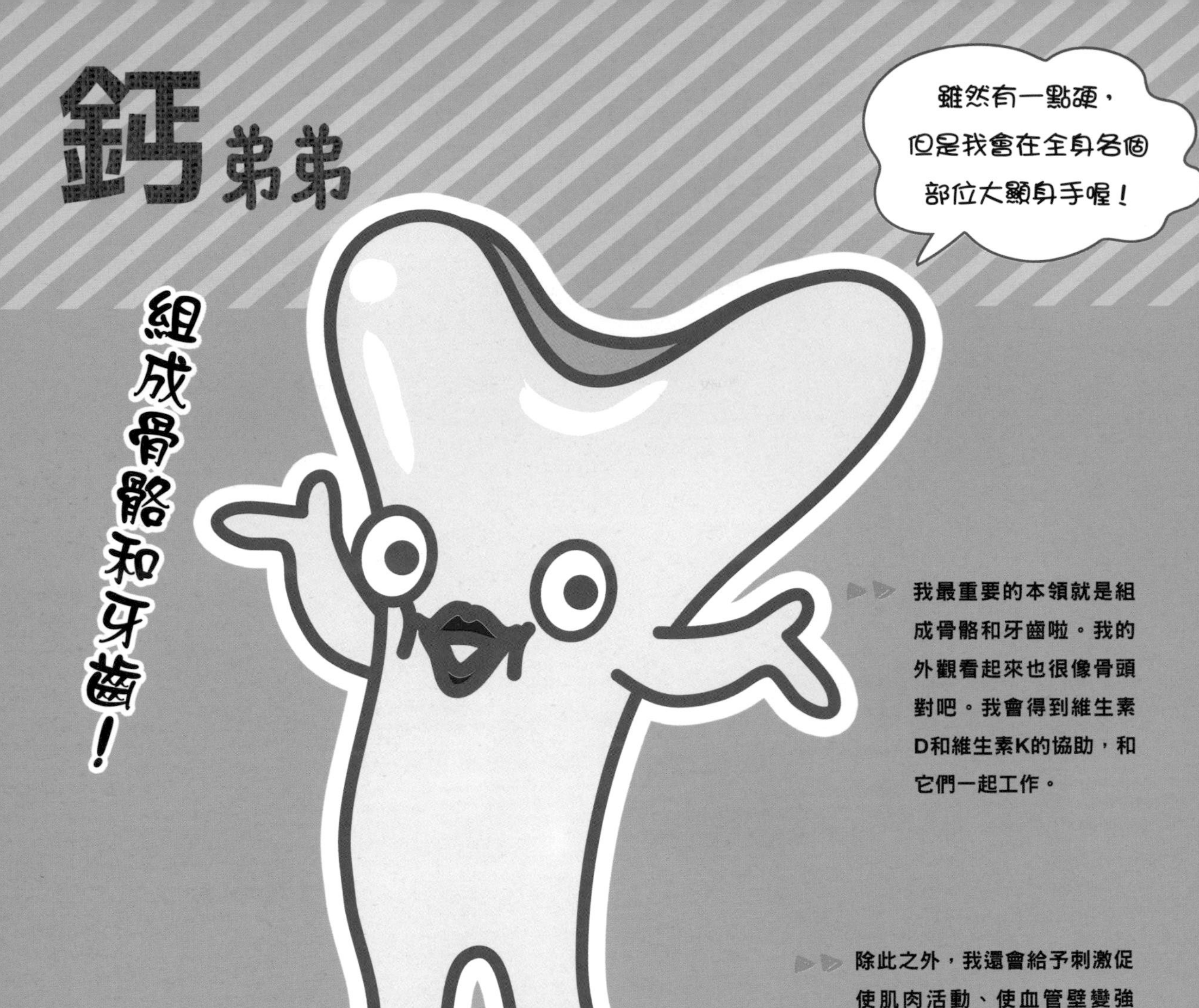

我最重要的本領就是組成骨骼和牙齒啦。我的外觀看起來也很像骨頭對吧。我會得到維生素D和維生素K的協助，和它們一起工作。

除此之外，我還會給予刺激促使肌肉活動、使血管壁變強韌，在各方面努力工作喔。

棲息地

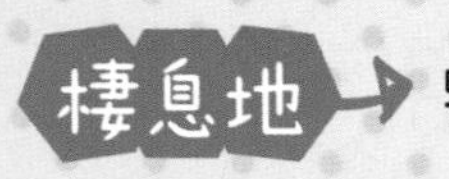

蝦米 小魚（西太公魚、柳葉魚、小魚乾等等） 牛奶 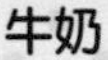

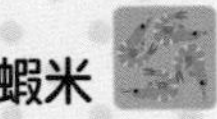

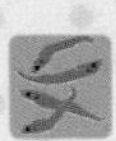

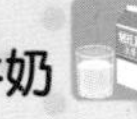

乳製品（優格、起司等等） 山麻 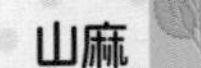 小松菜

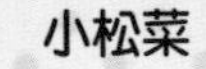

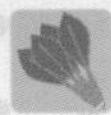

水菜 羊栖菜 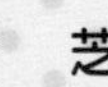 芝麻

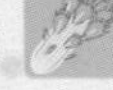

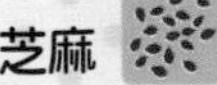

是什麼樣的營養素？

大家的骨骼和牙齒，是由我作為材料組成的喔。在人體含有的礦物質當中，含量最多的就是我。而這個含量，居然是1個大人就有1kg左右！

雖然我大部分前往的目的地是骨骼和牙齒，但是為了順利活動身體，也會使用到我喔。舉例來說，走路、跑步時，我也會派上用場。大家知道嗎？啟動開關使肌肉活動也是我的工作喔。而且我會使血管壁變強韌、降低血壓，執行各種工作。

因為我會在身體各個部位執行重要工作，所以為了能將我立刻運送到身體所需之處，我經常存在於血液當中，巡迴整個身體喔。

我們能踢足球和玩躲避球，難道是因為身體含有鈣的緣故嗎？

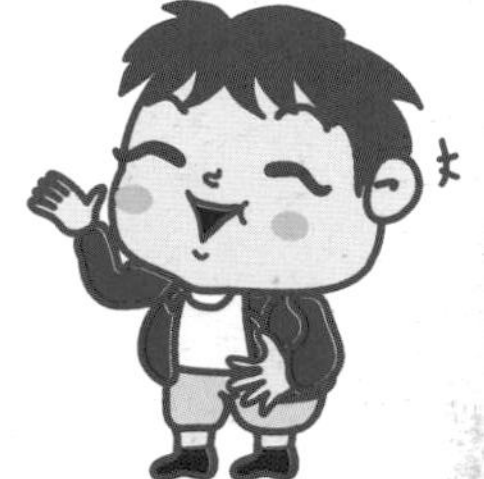

攝取不足的話……

容易長蛀牙，腳經常抽筋……其實這就是身體中的我含量不足的信號喔。

如果血液中的我含量變少，我就會從骨骼中溶解出來，試著填補血液中不夠的部分。如果溶解出來的量變多，骨骼就會變脆弱、容易骨折，所以要特別注意。

此外，如果鈣不足的情況長期持續下去，我就會從骨骼中溶解出來，混雜在血液中的含量會增加過多，多餘的鈣就會和血管黏在一起，這樣一來，就會造成高血壓和動脈硬化等生活習慣病。

幾乎沒有經由飲食攝取過量的情況～汪！

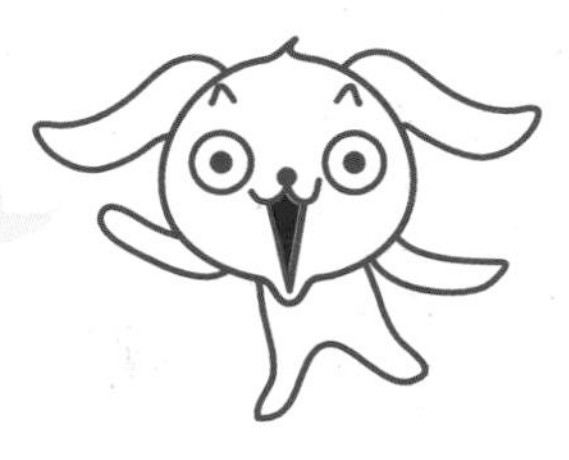

相處融洽的營養素

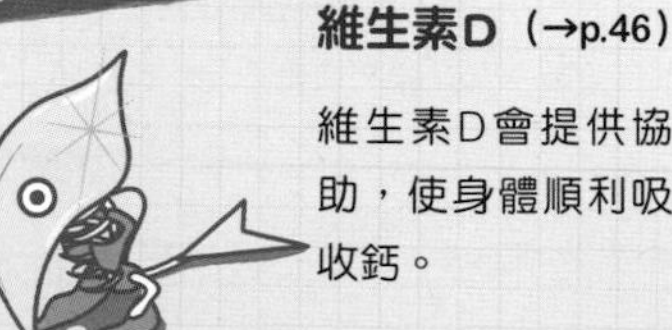

維生素D（→p.46）

維生素D會提供協助，使身體順利吸收鈣。

維生素K（→p.50）

維生素K會幫助鈣和骨骼黏在一起喔。此外，維生素K也會抑制鈣從骨骼溶解出來的情況喔。

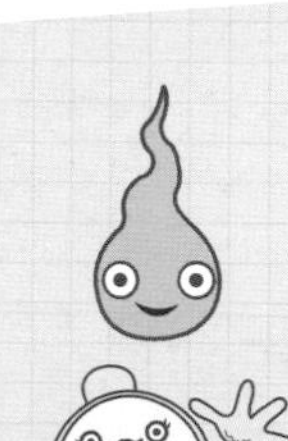

磷（→p.56）

鎂（→p.56）

磷、鎂會與鈣一起組成骨骼和牙齒喔。

磷弟弟和鎂先生

我是磷。
我在製造能量這方面
也很有幫助喔！
協助鈣執行工作！
活動身體也
需要我——
「鎂」的存在！

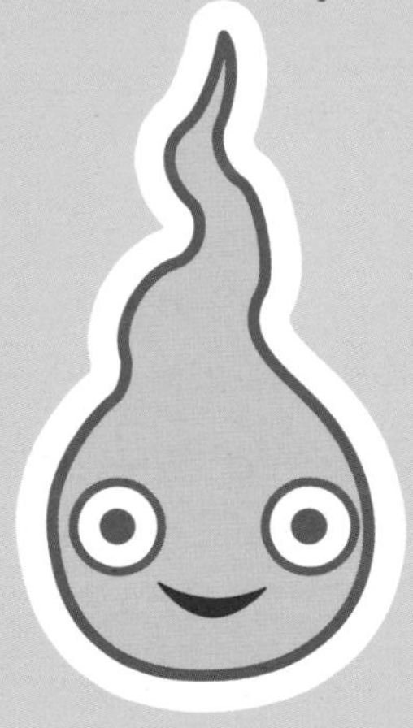

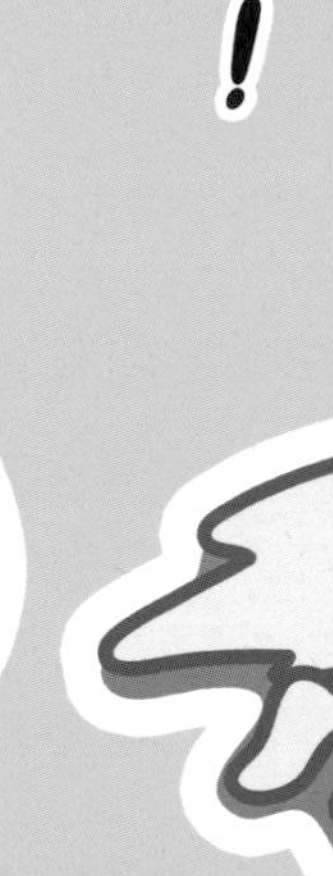

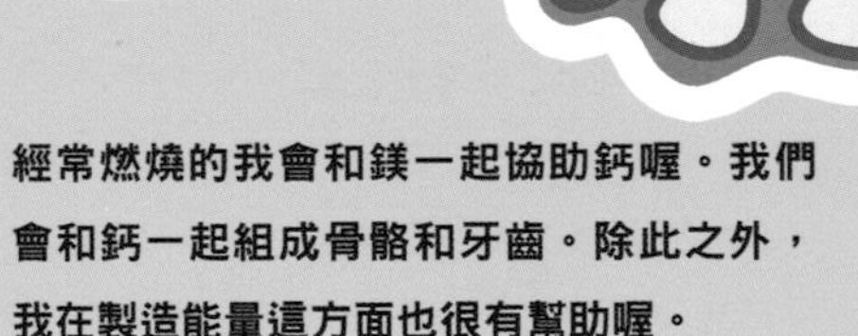

經常燃燒的我會和鎂一起協助鈣喔。我們會和鈣一起組成骨骼和牙齒。除此之外，我在製造能量這方面也很有幫助喔。

也是製造豆腐所使用的鹵水成分的我，除了組成骨骼和牙齒之外，也會使肌肉順暢活動，執行各種工作。

棲息地

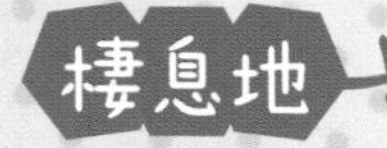

磷▶ 起司 魚類（金目鯛、西太公魚等等） 肝臟（豬、牛、雞）

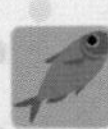

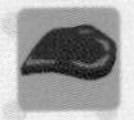

鎂▶ 堅果類（杏仁、花生、腰果等等）

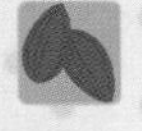

大豆 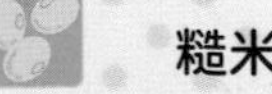 糙米 菠菜 羊栖菜

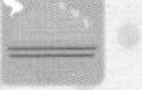

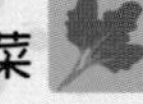

是什麼樣的營養素？

我們兩個人——「磷」和「鎂」，是和鈣一起組成骨骼的夥伴。為了成為骨骼和牙齒的材料，打造強壯、堅固的身體，我們會主動幫忙工作。

除此之外，磷和製造能量這方面也有所關聯，會在細胞膜中工作、為了使腦和神經確實運作而給予後援，非常忙碌。鎂也會活動肌肉、調整血壓、協助進行新陳代謝和製造能量，在身體各個部位提供援助喔。

磷和鈣在身體中的理想攝取比例是1比1，鎂和鈣則是1比2。

為了攝取最佳均衡的分量，要多加注意。

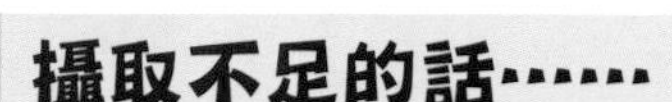

攝取不足的話……

如果身體中的鎂含量不足，肌肉就會產生問題，除了肌肉疼痛之外，還會造成心肌梗塞等心臟疾病喔。

磷廣泛出現在各種食物當中，所以不太有攝取不足的情況喔。但如果磷的含量不足，血液中的含量會變少，就可能產生神經疾病之類的問題。

攝取過量的話……

最近聽到的，是有關磷攝取過量的問題。這是因為磷會使用於速食和軟性飲料當中，大量食用這些食物和飲料的話，相對地就會攝取過多的磷。這麼一來，腎臟可能就無法好好運作。此外，身體中的鈣和鎂的含量會失衡，有時還會造成骨質疏鬆症喔。

相處融洽的營養素

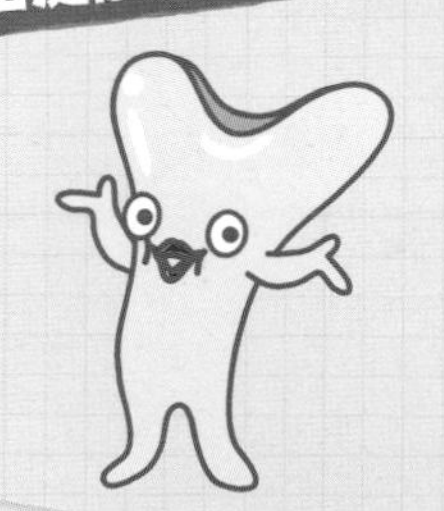

鈣（→p.54）

鈣會和磷、鎂一起成為組成骨骼和牙齒的材料，打造身體的地基喔。

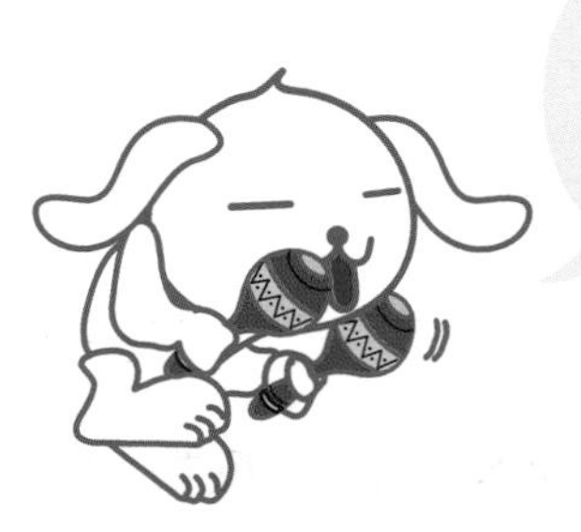

磷和鎂除了能組成骨骼之外，在人體內也會發揮用處～汪！

鈉弟弟和鉀面具超人

俺是鈉，
就是食物「鹹味」
的真面目！
調節身體的
水分！
為了避免鈉
增加太多而進行調
節工作的就是
俺——「鉀」。
Na
K

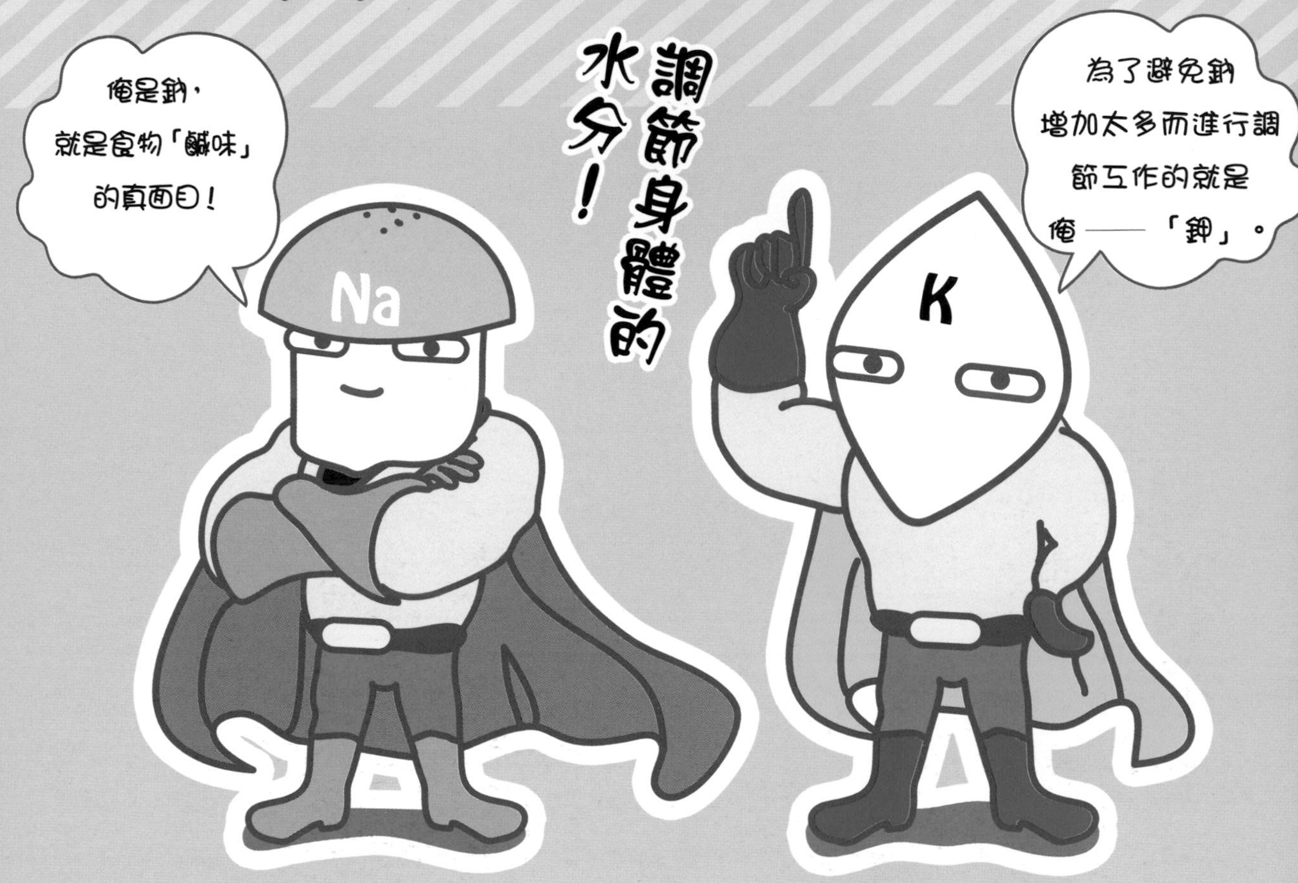

帶有鹹味的俺的拿手本領就是和鉀一起合作調節身體中的水分！如果沒有俺的話，細胞就無法進行工作啦！

身為鈉的夥伴的俺，拿手本領就是調節身體中的鈉含量。這樣一來，就能調節血壓！

棲息地

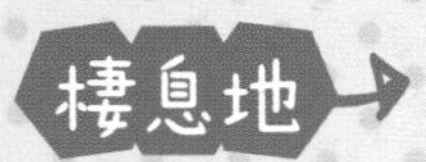

鈉▶ 食鹽 味噌 醬油 酸梅

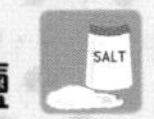

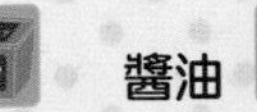

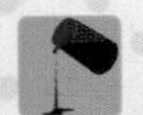

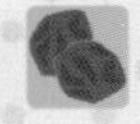

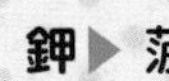

 鉀▶ 菠菜 酪梨 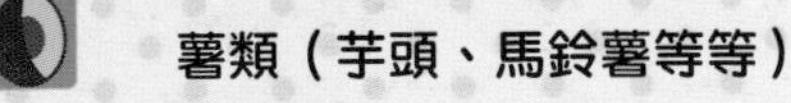 薯類（芋頭、馬鈴薯等等）

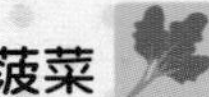

納豆 大豆 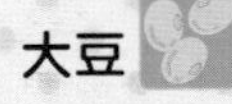 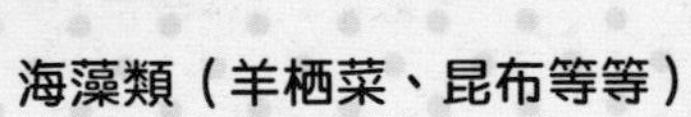 海藻類（羊栖菜、昆布等等）

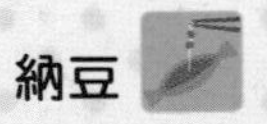

是什麼樣的營養素？

俺這些人的首要工作就是調節身體的水分。舉例來說，吃太多很鹹的拉麵，身體就會浮腫對吧。這是身體內的鈉增加，導致多餘水分也增加的緣故。將身體恢復原本狀態就是鉀的工作。俺和鉀可以互相進行調整，保持最佳平衡。這樣一來也可以跟著調節血壓。

除此之外，鈉還可以調整pH值，所謂的「pH值」，是表示身體中水分的性質是偏向鹼性還是酸性的單位。基本上是弱鹼性，但偏向強烈酸性的話，就會出現呼吸困難的情況。鈉會仔細調整這個數值。鉀也會協助製造能量唷。

攝取不足的話……

如果身體中的鈉含量不足，就會很麻煩！這是因為身體的水分是配合鈉含量來調整的，所以鈉含量變少，血液量之類的也會跟著減少。這樣一來，營養和氧氣就無法遍布全身，會失去活力、造成疲倦或食欲低落的情況。

如果身體中的鉀含量不足，就無法順利製造能量，會產生四肢無力感唷。

攝取過量的話……

不管怎麼說，希望大家注意的就是鈉攝取過量的問題。如果攝取過量，就容易罹患高血壓、胃癌和心臟疾病唷。雖然不用太擔心鉀攝取過量的情況，但如果腎臟很衰弱，就會引起心律不整、嘔吐和拉肚子等情況，所以要多加注意。

要注意鹽分攝取過量的問題～汪！

想要更瞭解營養素！

鈉鉀幫浦

使細胞內的鈉保持一定含量的功能，稱為「鈉鉀幫浦」喔。細胞外液有很多鈉，細胞內液則有很多鉀。細胞內的鈉一增加，在細胞外的鉀就會進入細胞內，使用身體的能量後，將鈉驅趕到細胞外。鈉和鉀會這樣取得平衡，使細胞能夠好好地進行活動喔。

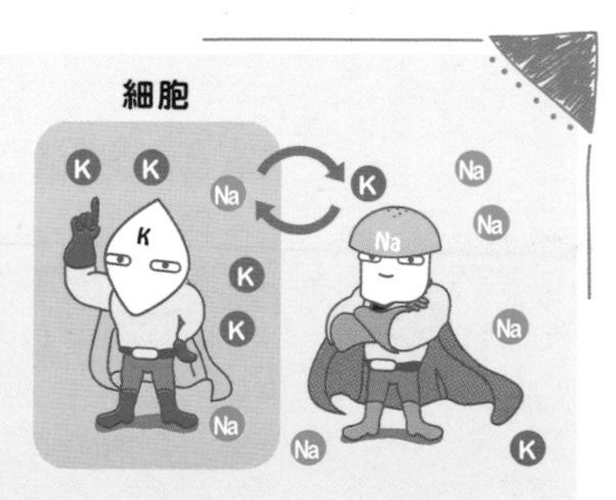

鐵哥哥

產生大家所需力量的幕後主角！

成為血液成分！

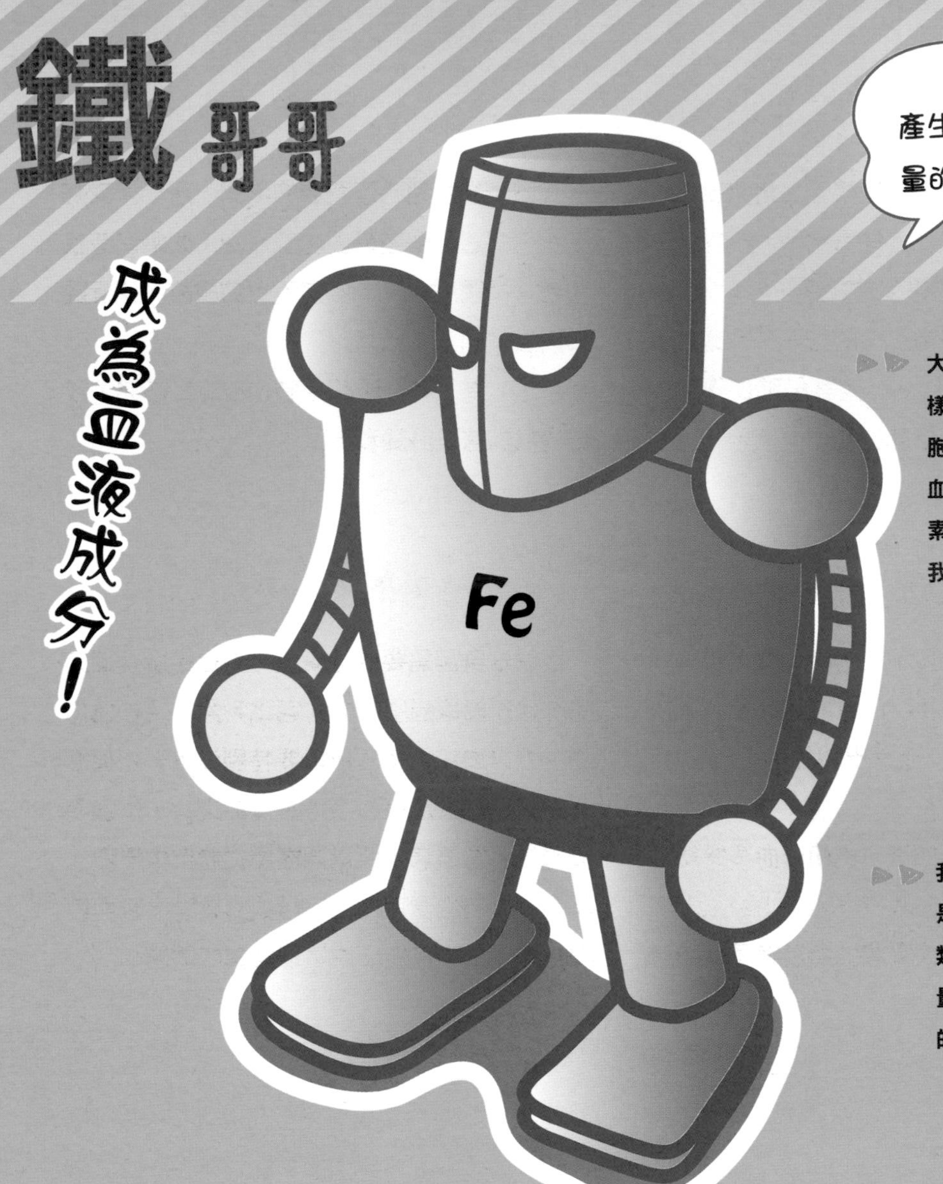

大家知道身體中有像我這樣的金屬嗎？身為血液細胞的紅血球的主要成分是血紅素。我就是那個血紅素的成分。對身體而言，我是非常重要的存在。

我的類型有兩種，分別是大量存在於肉類和魚類中的血基質鐵，和大量存在於植物性食物中的非血基質鐵。

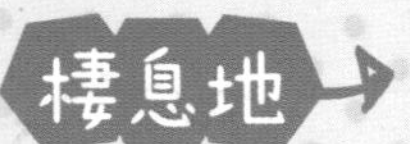

肝臟（豬、雞、牛） 牛肉 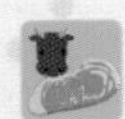 沙丁魚乾 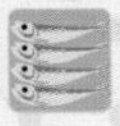

鰹魚 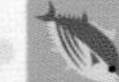 納豆 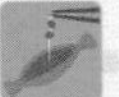 小松菜 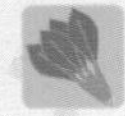 羊栖菜 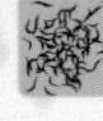

蜆

是什麼樣的營養素？

我——「鐵」大量存在於剪刀、鐵釘、鍋子等日常用品當中。其實人的身體中，也存在著3～4枚一日圓硬幣的重量的我喔。

我的任務就是成為血紅素的材料，也是血液紅色來源的「血紅素」，扮演著從肺部接收氧氣，再運送到身體各個部位的重要角色。氧氣是人體製造能量時所需要的物質，所以大家應該能瞭解這是多麼重要的工作吧。如果沒有我的話，身體就會因為能量不足的緣故，連玩耍都無法做到。

所以，為了在含量不足時也能立刻補充，我經常被儲存於肝臟和胰臟當中。

攝取不足的話……

如果身體中的我含量不足，氧氣就無法遍布全身，臉色會變蒼白、出現貧血症狀。尤其是小學高年級的女生，經常出現攝取不足的情形，所以要特別注意。

順帶一提，我分成血基質鐵和非血基質鐵這兩種類型，血基質鐵的吸收率較高！維生素C可以促進非血基質鐵的吸收，所以吃蔬菜時可以沾些檸檬汁一起食用喔。

攝取過量的話……

雖說是身體需要的營養素，但透過營養補充品等途徑攝取過量的話，老化物質「活性氧化物」就會增加過多，所以要特別注意。如果攝取過量，除了色斑和皺紋會增加之外，還容易罹患生活習慣病，所以要盡量從飲食中攝取。此外，牛肉也含有鐵，所以很喜歡吃牛排和烤肉的男性，也可能出現攝取過量的問題。

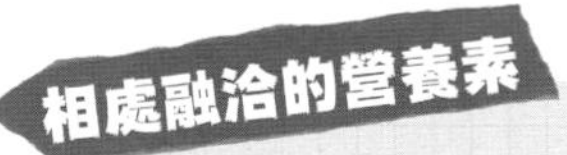

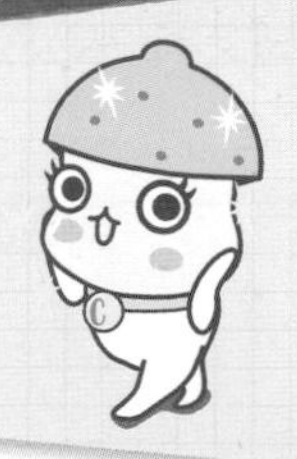

維生素C （→p.42）

為了使身體容易吸收鐵的種類之一的非血基質鐵，維生素C會提供協助喔。

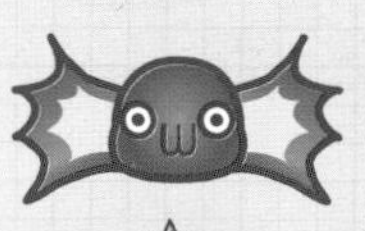

銅 （→p.64）

銅會和蛋白質黏在一起，協助將鐵運送到全身上下喔。

鐵和維生素C雖然是不同的兩種營養素，但卻是好拍檔～汪！

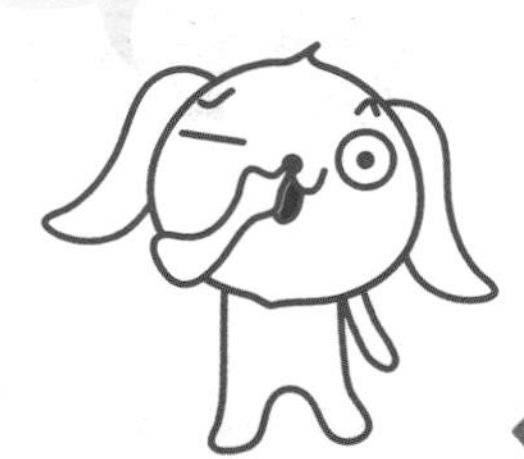

鋅弟弟

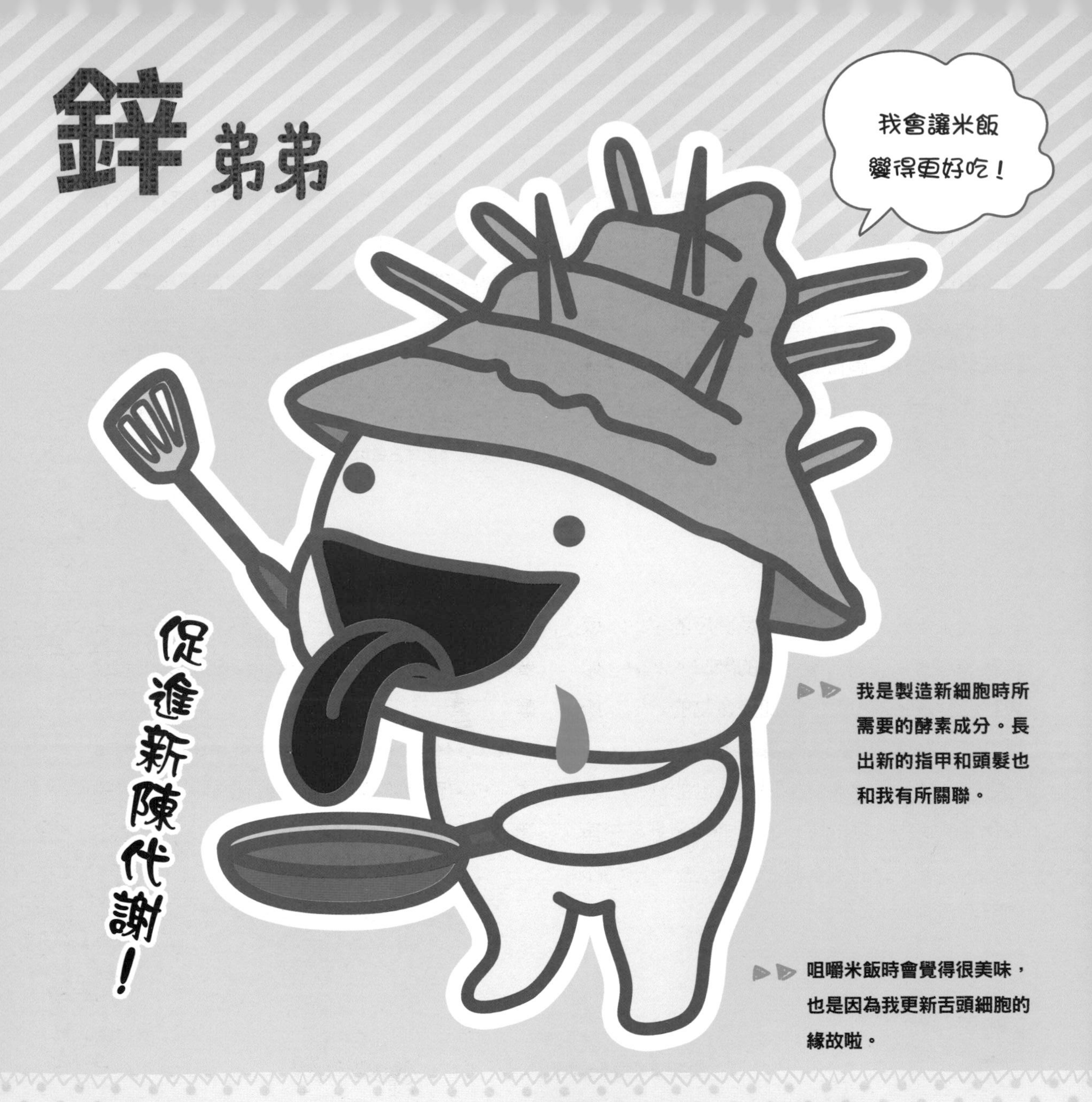

我是製造新細胞時所需要的酵素成分。長出新的指甲和頭髮也和我有所關聯。

咀嚼米飯時會覺得很美味，也是因為我更新舌頭細胞的緣故啦。

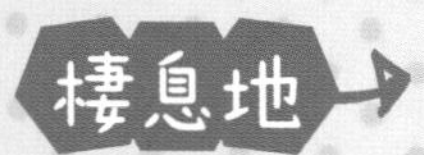

貝類（牡蠣、海鞘、扇貝等等）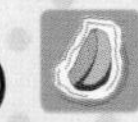　肝臟（豬、牛）

牛肉　蛋 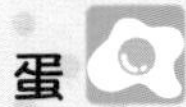　鰻魚 　糙米 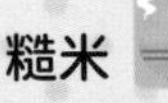　納豆 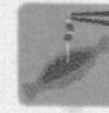

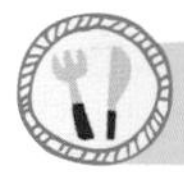

是什麼樣的營養素？

將指甲留長、製造能量或是保護身體免受病毒侵害。在人類為了存活所進行的活動中，提供大量協助的就是我——「鋅」喔。

吃炸雞時，能產生「好吃！」的感覺，也是我有好好工作的證據。確認舌頭上的味道的細胞，是以大約兩週的周期進行更新，所以如果沒有我的話，就不知道吃的食物是什麼味道。

此外，為了促進身體製造男性荷爾蒙和女性荷爾蒙而發揮作用，也是我的工作。長出鬍鬚、胸部變大，也是我主動幫忙的緣故喔。

為了品嚐美味米飯，
我想盡量確實攝取～汪！

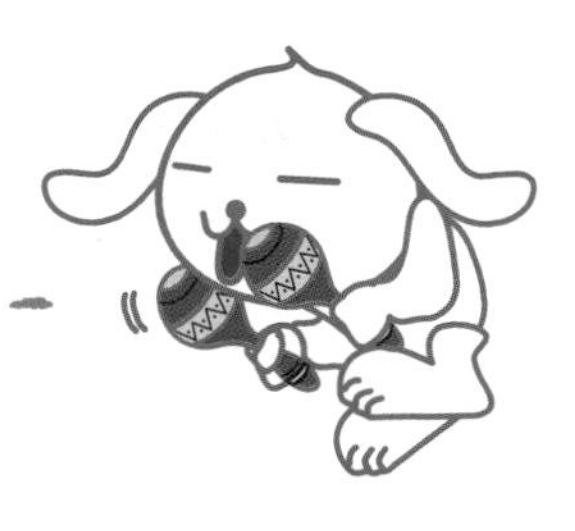

攝取不足的話……

出現掉髮、皮膚乾巴巴以及健忘的情形，或許就是身體中的我含量不足的緣故。此外，如果我的含量不足，就很難知道食物的味道，所以也會開始喜歡重口味的食物喔。

在這種時候，享用牡蠣是最適合的做法。因為牡蠣中含有大量的我，透過些許分量就能補充喔。如果和維生素A同時攝取的話，我的作用就會提升喔。

如果減肥中的人提到「我不吃肉和魚」，就要特別注意，可能會出現鋅含量不足的問題喔。

除此之外，在泡麵和真空食品的添加物當中，也含有阻止身體吸收我的物質，所以享用這些食物時要適可而止喔。

如果攝取過量的鋅，好像會造成
急性中毒喔！

相處融洽的營養素

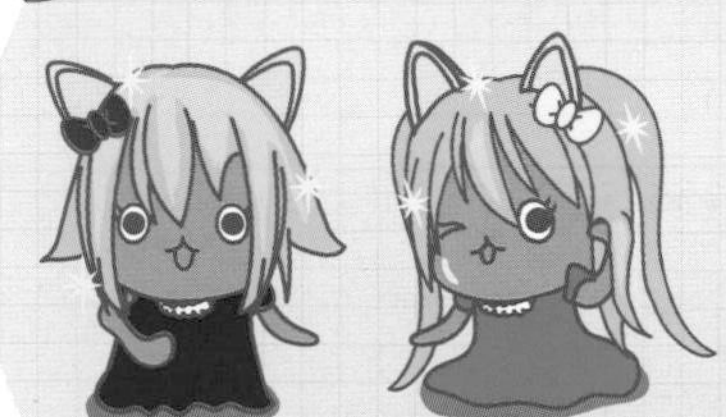

維生素A（→p.44）

維生素A會提供協助，讓促進新陳代謝的鋅作用提升。

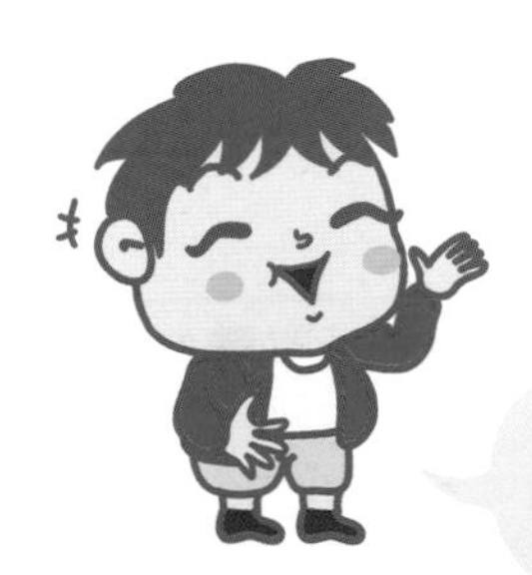

不要從營養補充品攝取鋅，
要盡量從食物中攝取。

銅弟弟
協助鐵就是
我的工作！
協助製造血液！
當蛋白質運送鐵的時候，我會執行協助的工作喔。就好像提供力量的變身皮帶一樣對吧。
相處融洽的營養素
• 鐵（→p.60）
• 蛋白質（→p.12）
棲息地
牛肝
烏賊
可可

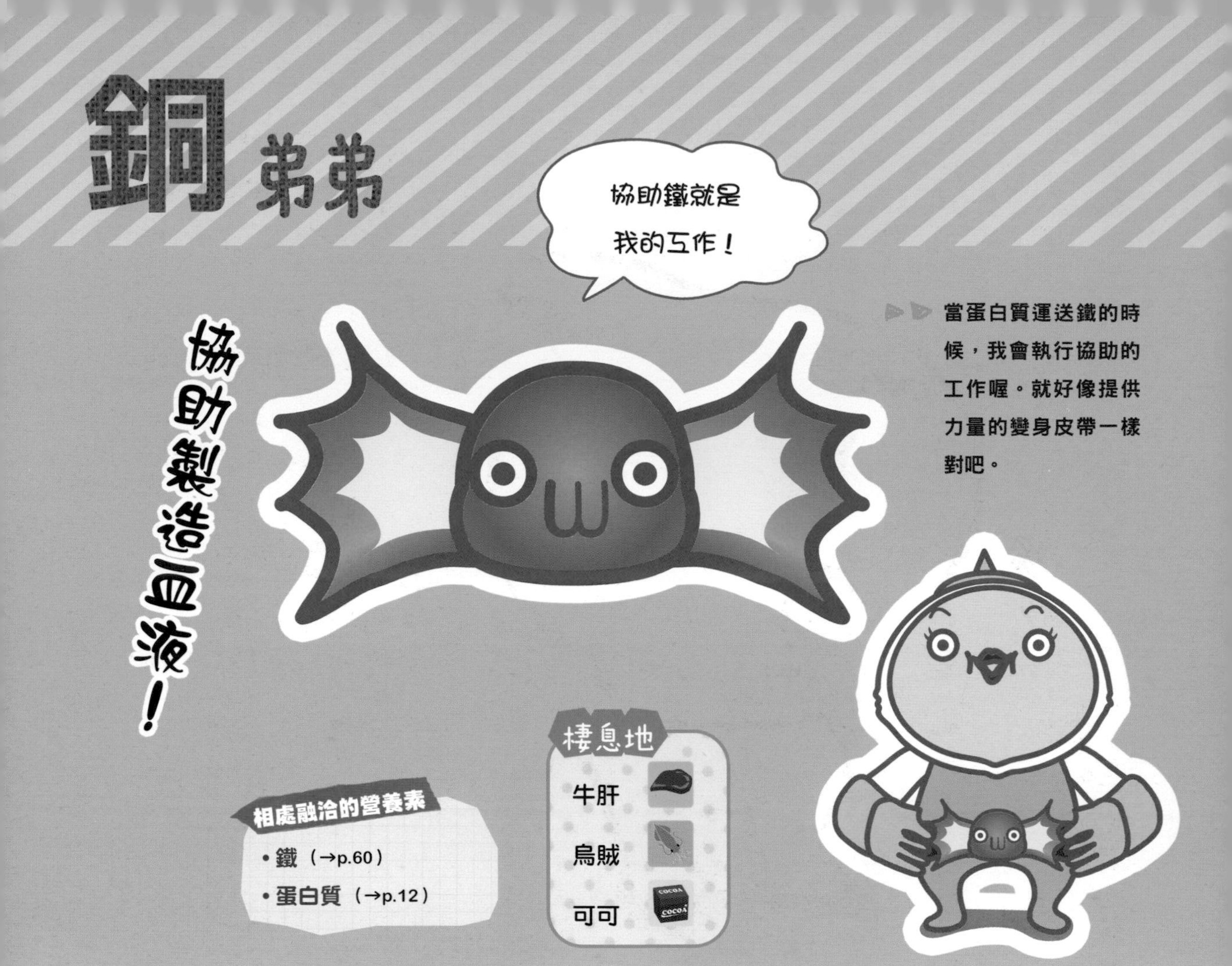

是什麼樣的營養素？

為了使作為血紅素材料的鐵活躍工作，而提供協助的就是我喔。

我和蛋白質黏在一起時，蛋白質就能將鐵運送到身體各個部位。而且我也會協助鐵，使其成為血紅素的材料喔。

攝取不足的話……

和鐵關係密切的我，如果攝取不足的話，要運送到全身的氧氣量就會變少，就容易出現貧血和暈眩的情況。此外，我也具有使血管和骨骼變柔軟的作用。所以如果身體中的我含量不足，血管和骨骼就會變脆弱，也可能罹患動脈硬化和骨質疏鬆症。

錳男孩

我也被稱為
「愛情礦物質」喔！
協助身體代謝！

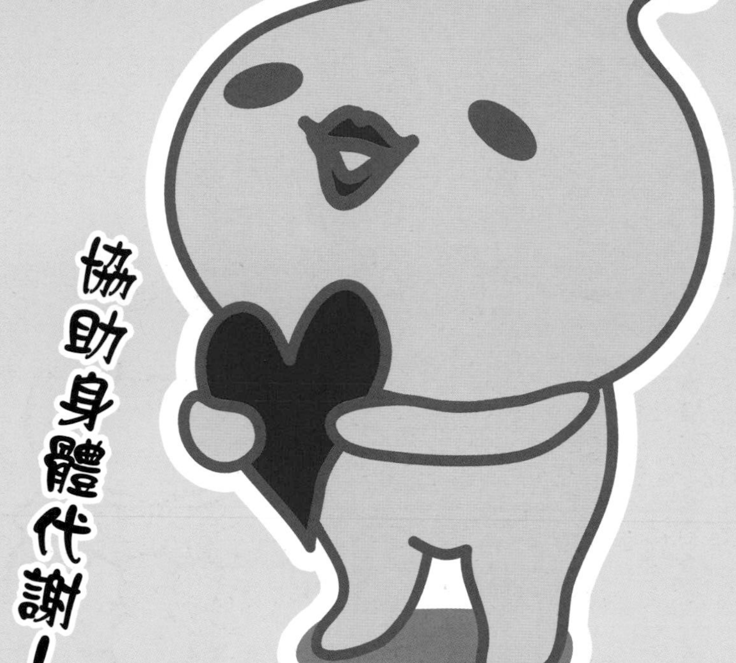

▶▶ 具有組成骨骼、轉化能量等作用，我和身體各種代謝有所關聯喔。

▶▶ 我和懷孕機能也有所關聯喔。

相處融洽的營養素

• 蛋白質（→p.12）
醣類（→p.14）　脂質（→p.18）

棲息地

糙米
山麻
大豆

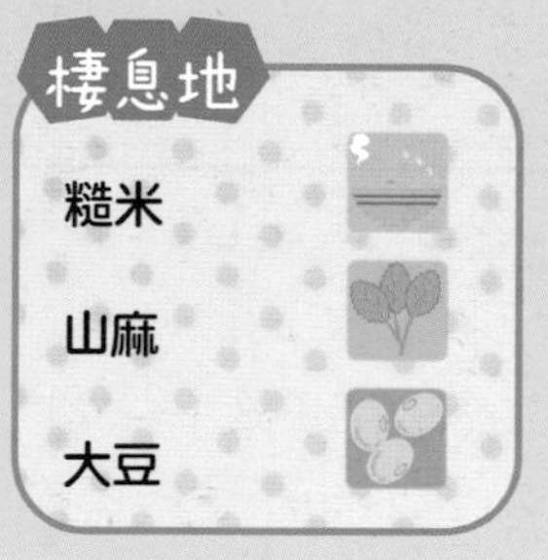

是什麼樣的營養素？

我會組成骨骼、分解骨骼、將三大營養素轉化成能量、協助身體進行各種代謝喔。此外，我和懷孕機能也有所關聯。所以我也被稱為「愛情礦物質」。

攝取不足的話……

如果有正常飲食的話，就不用太擔心攝取不足的問題。但如果攝取不足的話，就會容易疲勞，骨骼有可能會變脆弱喔。此外，身體的懷孕機能也可能無法確實運作。

鉻先生

醣類增加過多的話
就麻煩了！
血糖值上升，俺就會
特別忙碌。
降低血糖值！

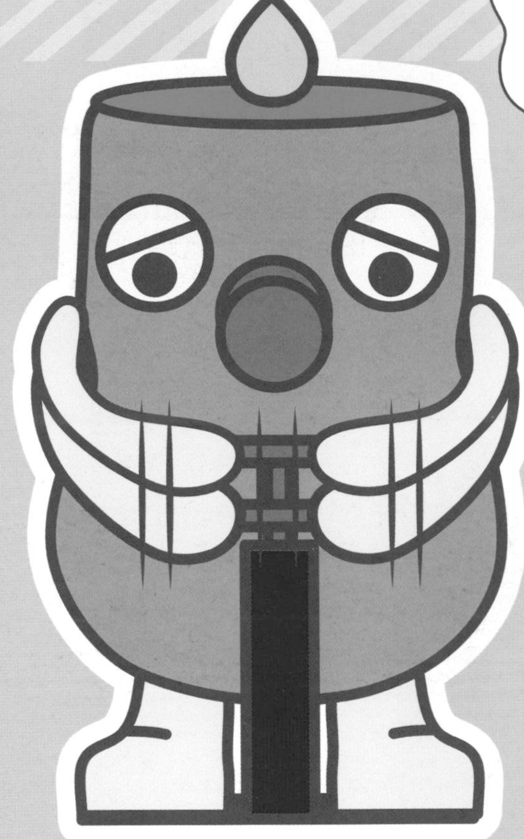

俺的工作就是協助胰島素使血糖值穩定。俺會為了血液健康，拼命努力工作喔！

棲息地
青海苔※
羊栖菜
鯖魚

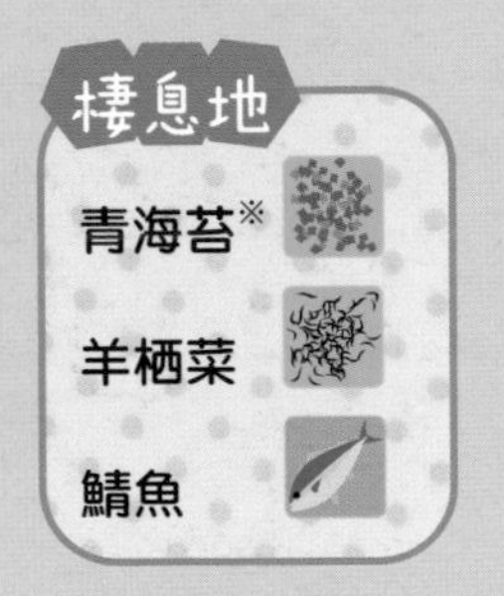

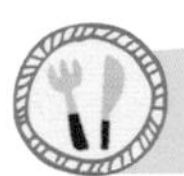

（※ 譯註：一種綠色海藻）

是什麼樣的營養素？

有小腹的爸爸的夥伴就是俺。俺會使血糖值維持平衡喔。所謂的「血糖值」，就是血液中的醣類含量，也是活力來源的醣類。如果在身體中的含量過多，就會變胖、罹患疾病。在此發揮作用的就是抑制血糖值的胰島素。俺會協助胰島素執行工作。此外，血液中的膽固醇和脂肪增加過多時，俺也會使它們減少喔。

攝取不足的話……

如果身體中的鉻含量不足，就容易罹患糖尿病等生活習慣病。但是，只要有均衡的飲食，就不會出現攝取不足的情況喔。

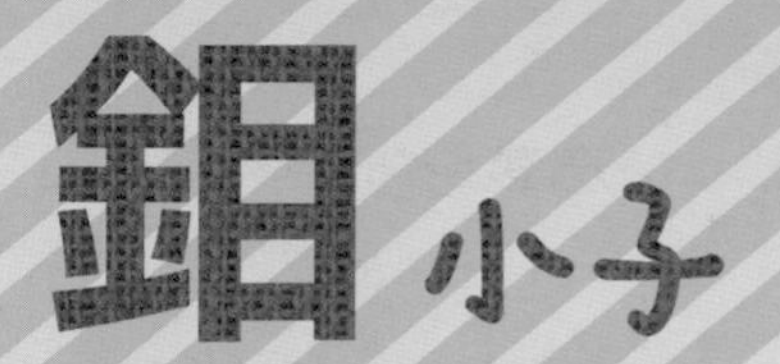

我們會幫忙丟棄身體的垃圾喔！

幫助肝臟和腎臟！

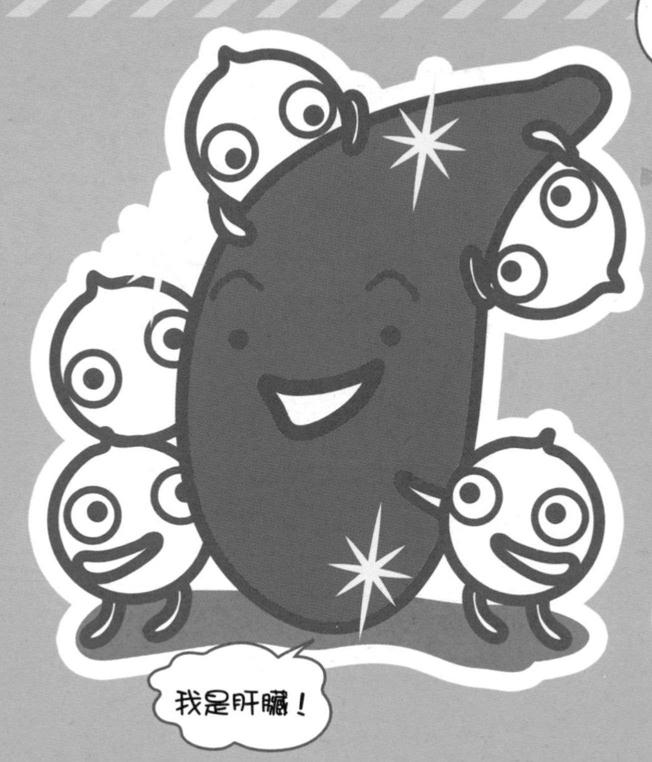

我們會協助丟棄身體產生的無用物質。大多存在於肝臟中，協助肝臟發揮作用。

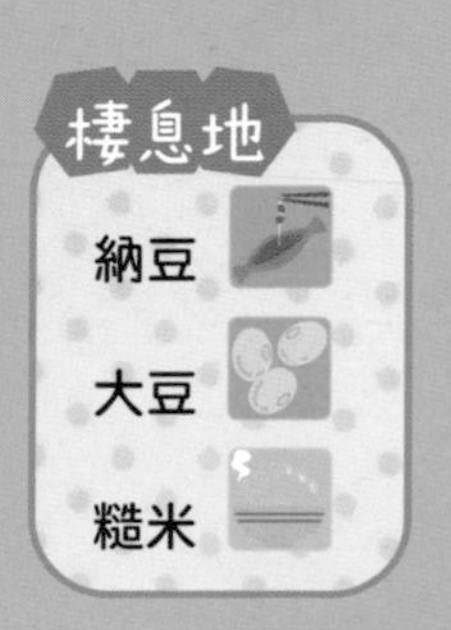

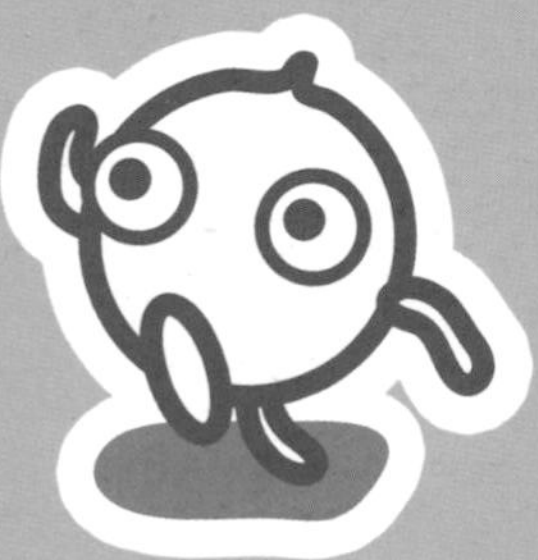

是什麼樣的營養素？

大家的身體，會將老舊細胞和能量燃燒後的殘渣等物質轉化成「尿酸」。尿酸會在肝臟中形成，通過腎臟，以尿液的形式排出體外，而我們這些鉬則會協助形成尿酸。

攝取不足、攝取過量的話……

只要進行正常生活，就幾乎沒有攝取不足或攝取過量的情形，所以可以不用擔心。但如果身體中的我們含量不足，神經方面就會出問題喔。攝取過量的話，尿酸量會增加，據說會造成痛風喔。

硒妹妹
用我的魔法讓
媽媽變年輕！
我擅長的事情是預防老化。也有
預防生活習慣病的效果喔！
預防細胞老化！
相處融洽的營養素
•維生素C（→p.42）
•β-胡蘿蔔素（→p.44）
•維生素E（→p.48）
棲息地
鰈魚
鰹魚
鮟鱇魚肝

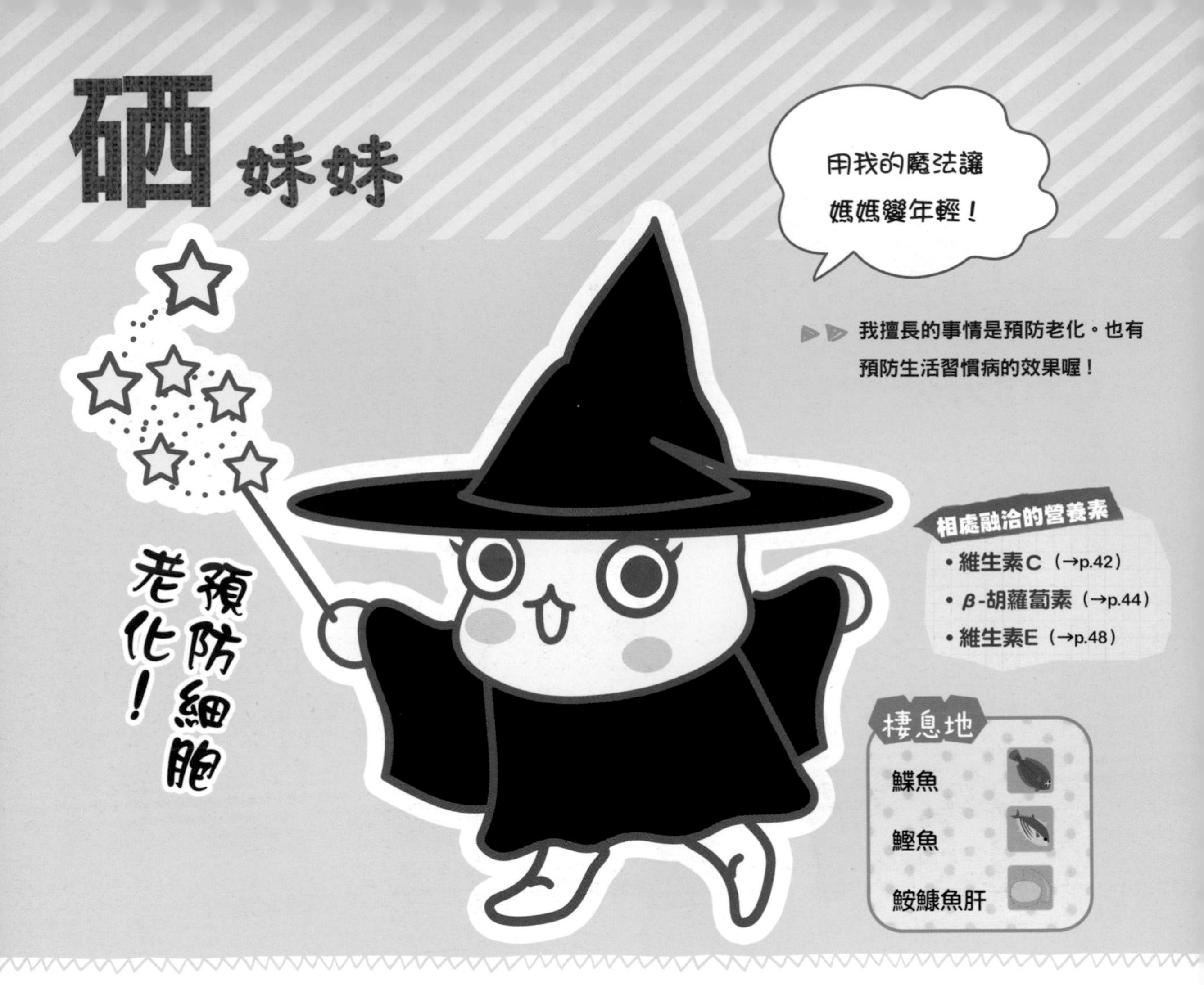

是什麼樣的營養素？

我——「硒」，能去除老化物質「活性氧化物」，成為麩胱甘肽過氧化物酶的材料喔。

皺紋和白頭髮增加、血管變脆弱、生病……遇到這種時候，麩胱甘肽過氧化物酶就會充滿活力地去除活性氧化物，預防老化。我具有預防老化的力量，和維生素C等營養素同時攝取的話，效果就會加倍喔！

攝取不足的話……

攝取過量的話，就會出現掉毛、指甲變脆弱的情況，所以相較於營養補充品，要盡量透過飲食攝取喔。

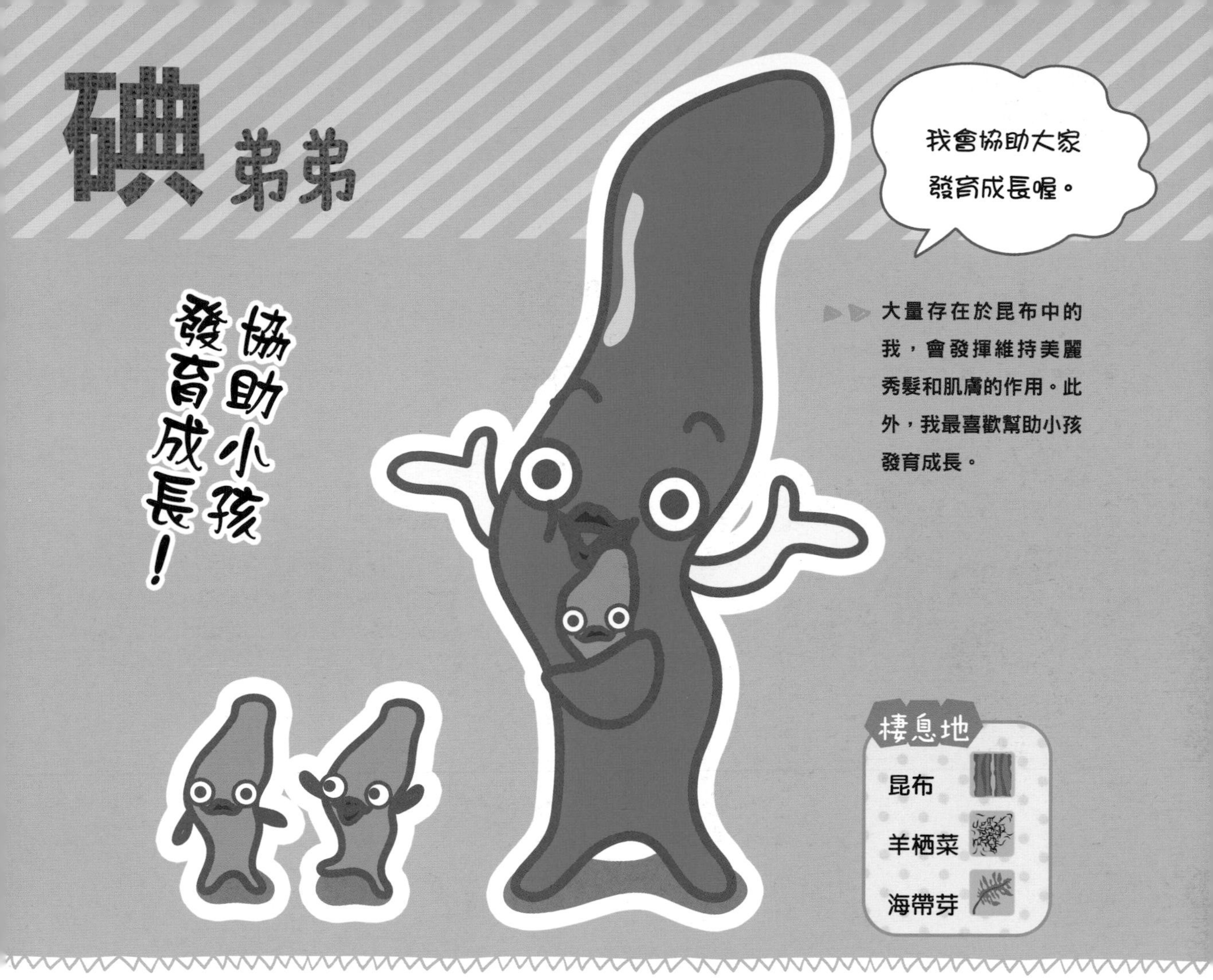

是什麼樣的營養素？

我的工作就是成為甲狀腺荷爾蒙的材料。甲狀腺是存在於喉嚨，呈現蝴蝶形狀的器官。在這裡製造的甲狀腺荷爾蒙會幫忙製造能量、進行細胞更新、培育美麗秀髮、提高體溫，使身體充滿活力。小孩長高也是因為有我暗中協助的緣故。

攝取不足、攝取過量的話……

不論是攝取不足還是攝取過量，都會造成甲狀腺腫大的疾病。但是，只要像平常一樣吃些味噌湯裡的海帶芽、以羊栖菜燉煮的料理，或是魚肉等等，就不用擔心這些問題喔。

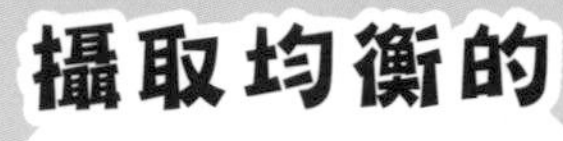

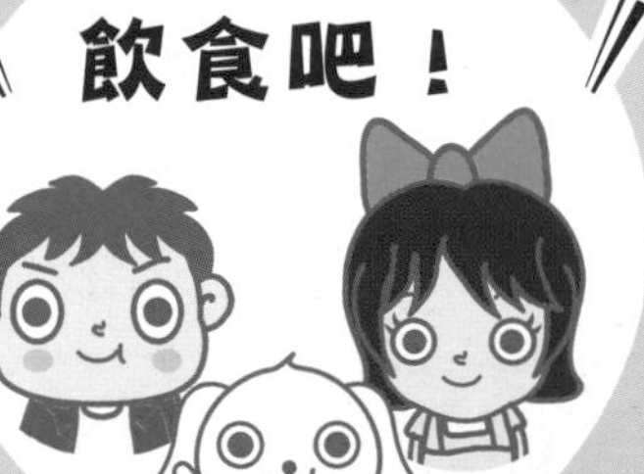

結束營養素之國探險的小營、小養和素素，遇到各種營養素，充分瞭解它們的重要性。大家也要均衡攝取營養素，開心享用餐點喔！

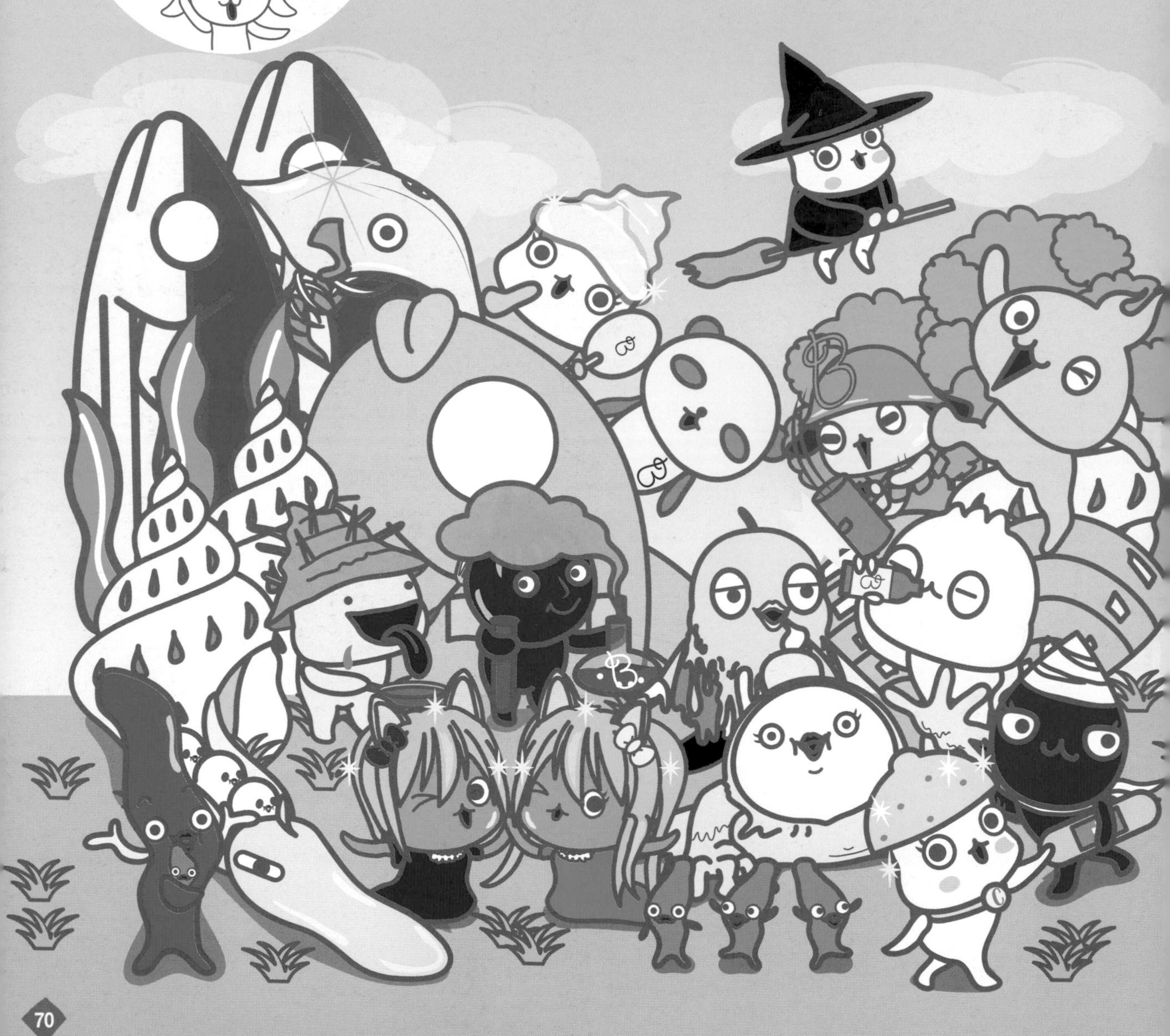

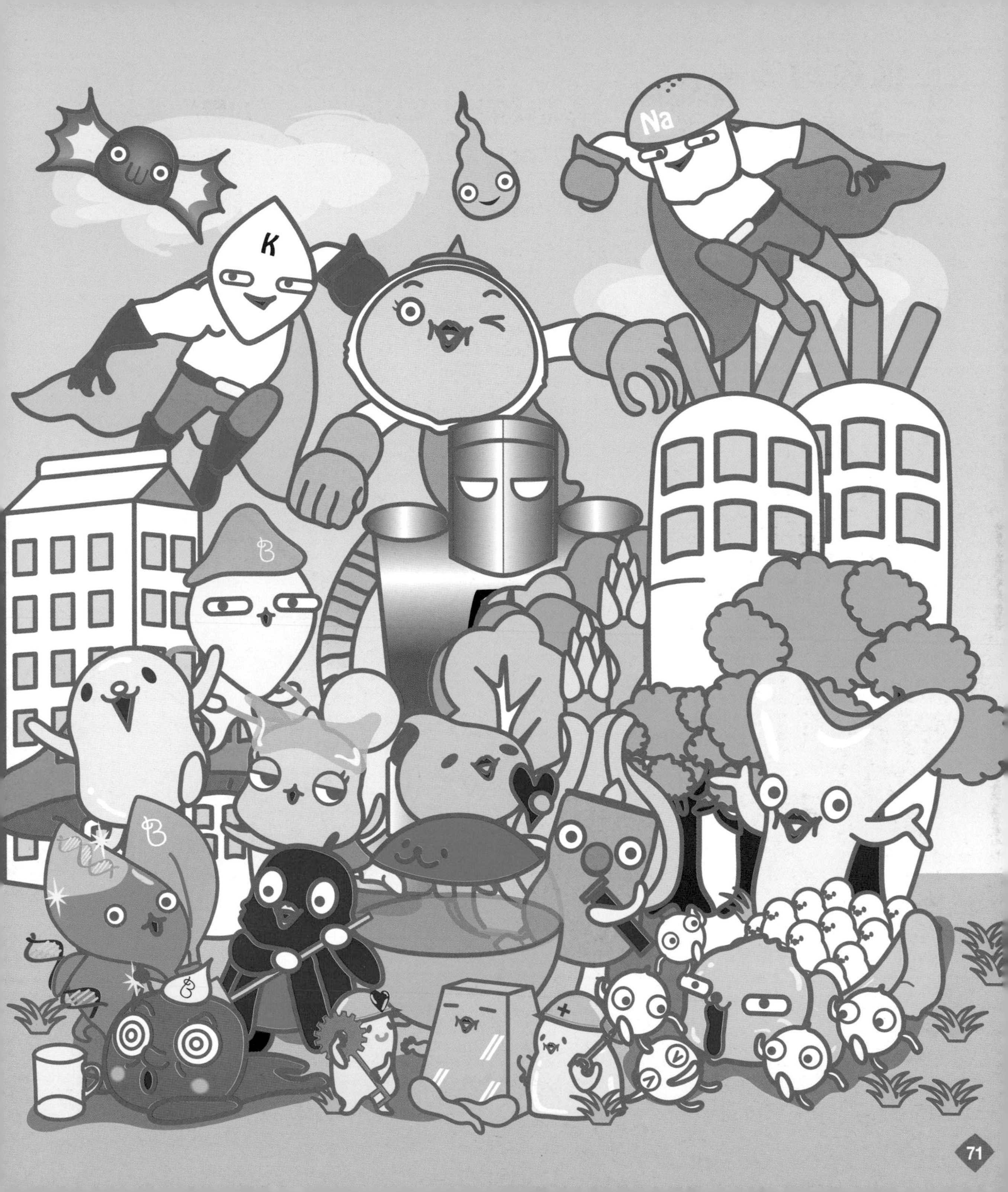
K
Na

《一個人猜猜看吧！》

猜猜我是誰？

你知道在這裡登場的

可愛營養素角色是誰嗎？

參考提示，

猜猜看營養素的名字吧！

在P 74～77的「可愛營養素角色

一覽」確認答案吧！

第1題
□□□□。□
我擅長的事情是消除身體疲勞。也會協助將醣類轉化成能量喔。

第2題
Na
□
俺會和鉀一起調節身體中的水分和血壓唷。
第4題
□□□□
我會提高身體的免疫力喔。而且對於美肌和預防老化也很有幫助。

第3題
□□
柔嫩有彈性的我，會產生很多能量喔。

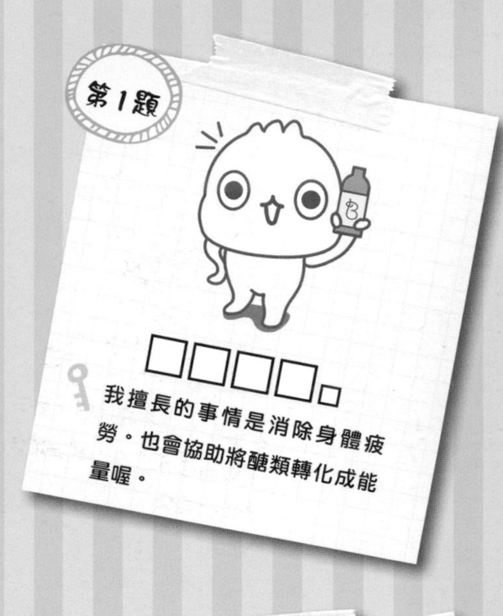

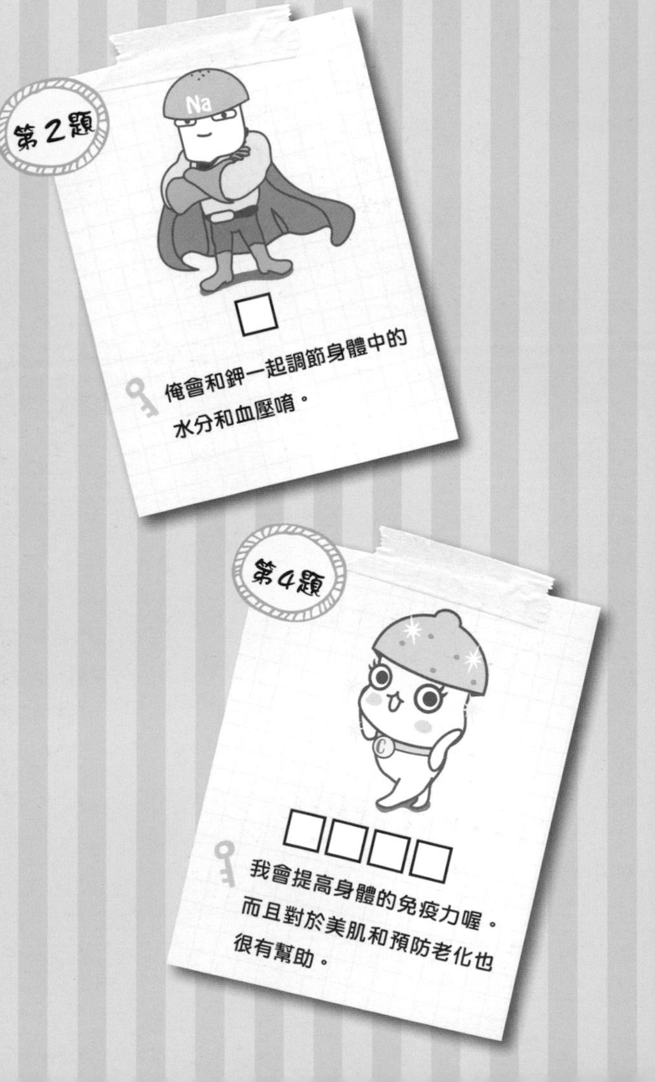

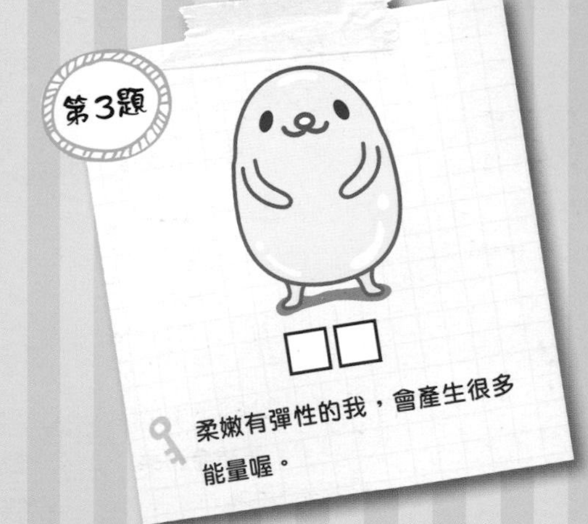

第5題

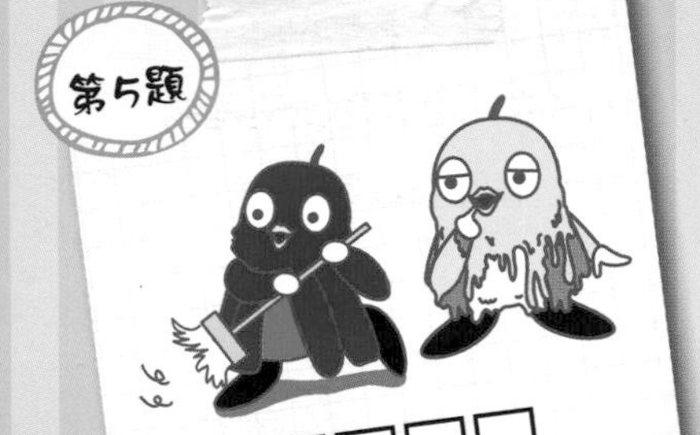

□□□□

我們會使腸道變乾淨，預防便祕和生病喔。我們分成不溶性和水溶性這兩種類型喔。

第6題

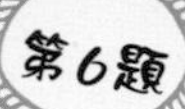

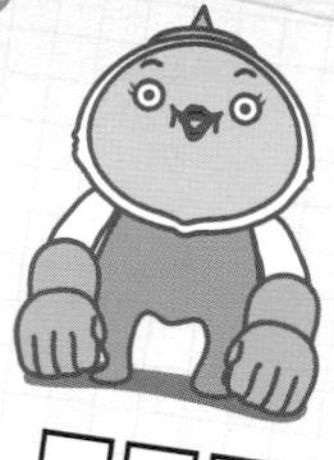

□□□

我會成為肌肉、皮膚、內臟和頭髮等組成身體所有部位的材料喔。

第7題

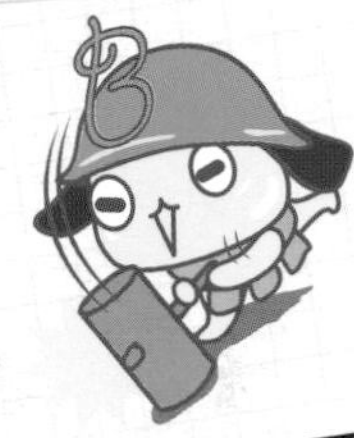

□□□□。

我會執行分解蛋白質，使其成為胺基酸等工作，並協助蛋白質的代謝喔。

第8題

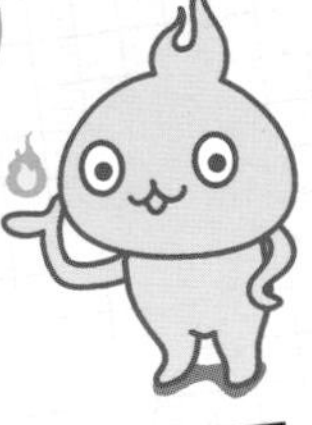

□□

我會迅速轉化成能量。此外，我也能成為大腦的「養分」喔。

第9題

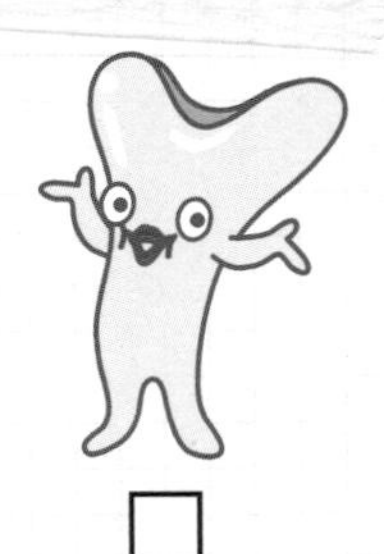

□

我會成為骨骼和牙齒的材料，組成骨骼和牙齒喔，也會協助肌肉活動喔。

第10題

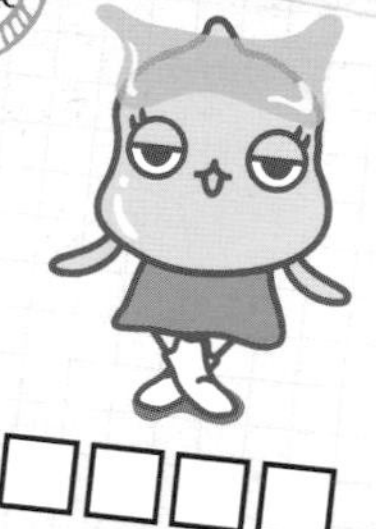

□□□□

我會抑制老化物質「活性氧化物」，預防老化喔。也能使血液清澈唷。

可愛營養素角色一覽

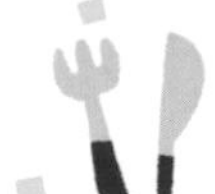

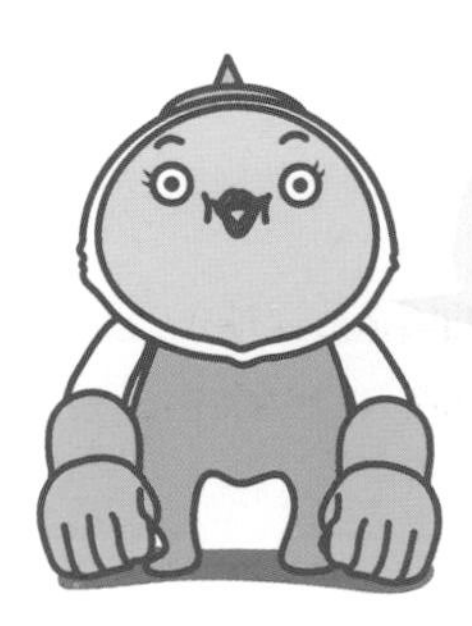

蛋白質

▹成為組成肌肉、皮膚和內臟等身體部位的材料。

→p.12

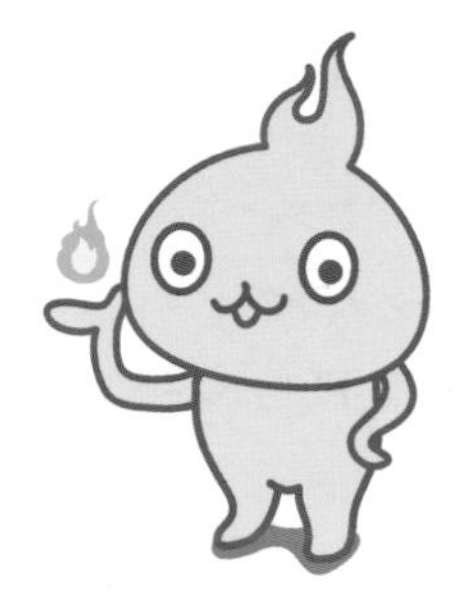

醣類

▹迅速轉化成能量。

▹成為腦部能量來源。

→p.14

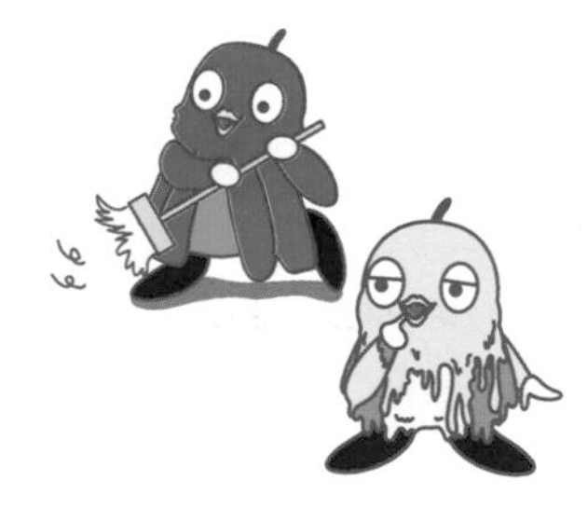

膳食纖維

▹使腸道變乾淨，預防便祕和生病。

→p.16

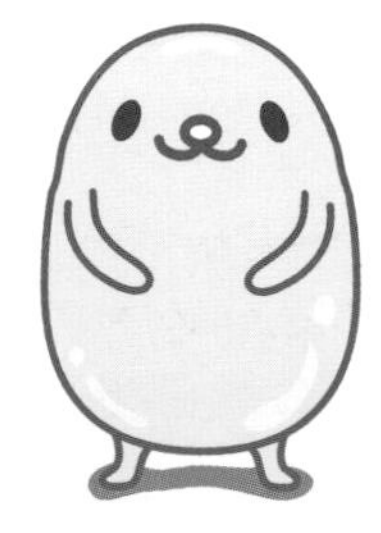

脂質

▹產生大量能量。

→p.18

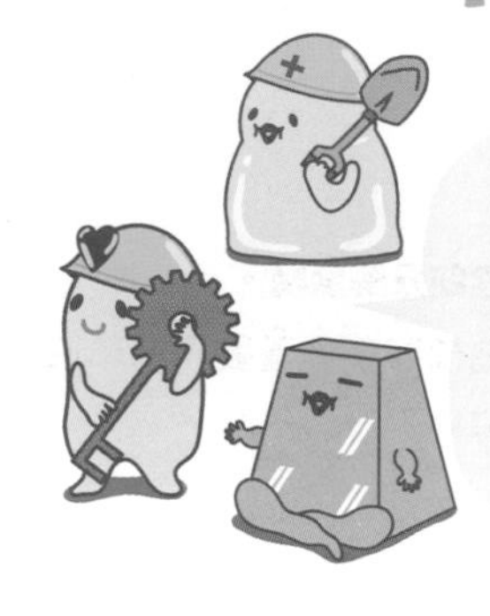

脂肪酸

▹飽和脂肪酸會增加血液脂肪，不飽和脂肪酸會減少血液脂肪。

→p.20

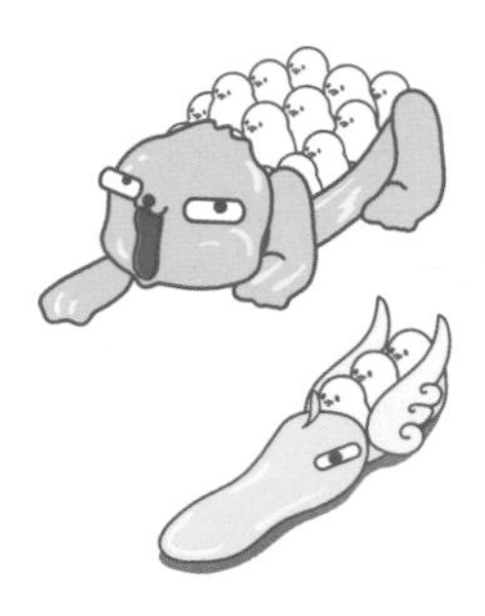

膽固醇

▹LDL會將膽固醇運送到全身，而HDL則會回收膽固醇。

→p.22

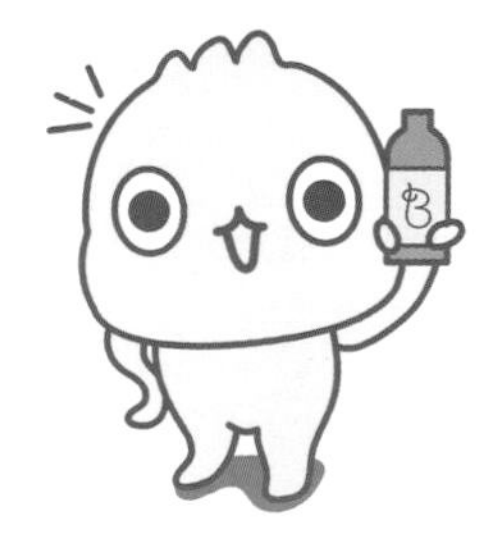

維生素B_1

▹消除身體疲勞。

▹協助將醣類轉化成能量。

→p.26

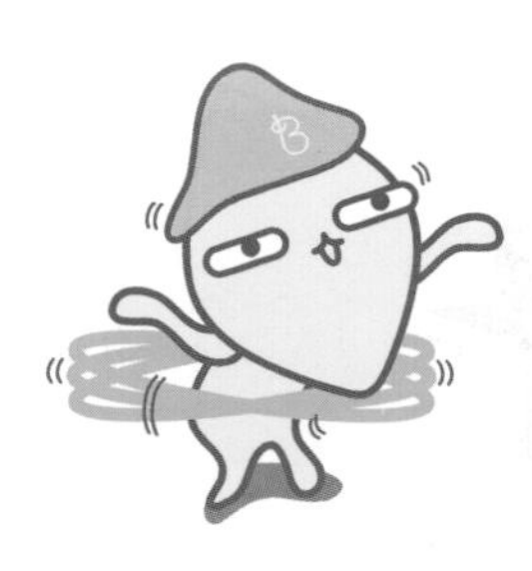

維生素B_2

▹協助將脂質轉化成能量。

▹協助身體發育成長。

→p.28

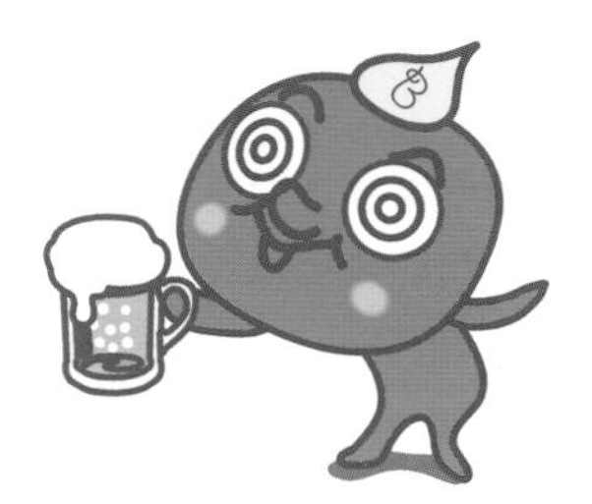

菸鹼酸

▹協助分解酒精。

▹協助將三大營養素轉化成能量。

→p.30

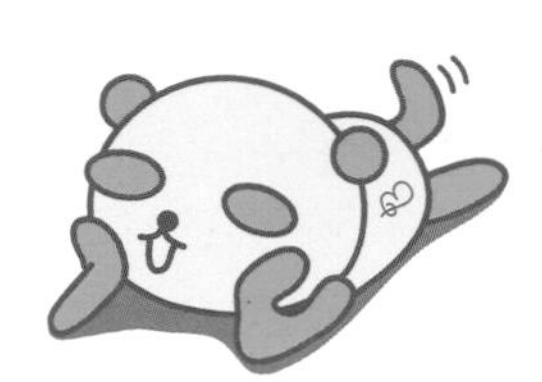

泛酸

▹緩解壓力。

▹協助將三大營養素轉化成能量。

→p.32

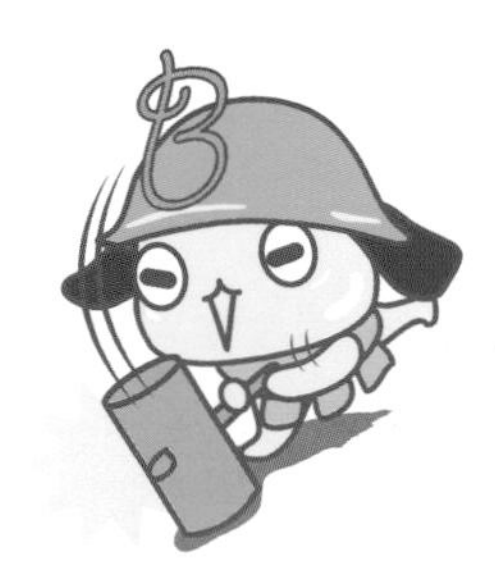

維生素B6

▹協助蛋白質進行代謝。

→p.34

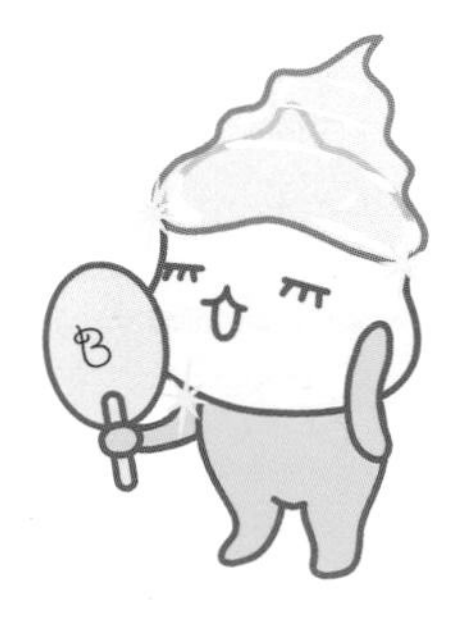

生物素

▹維持美麗秀髮和肌膚。

▹協助將三大營養素轉化成能量。

→p.36

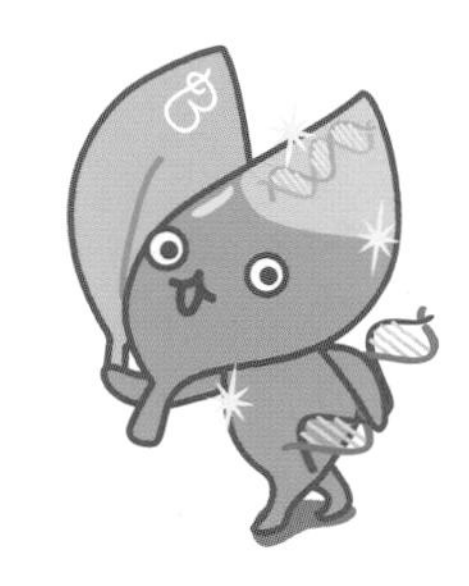

葉酸

▹協助製造紅血球。

▹協助製造DNA和RNA。

→p.38

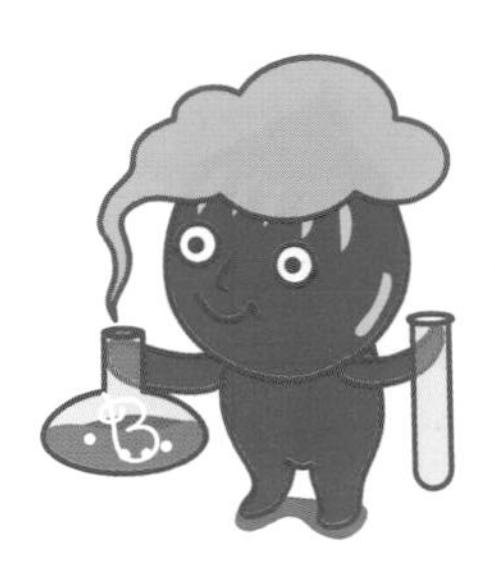

維生素B12

▹協助製造紅血球。

▹使神經細胞正常運作。

→p.40

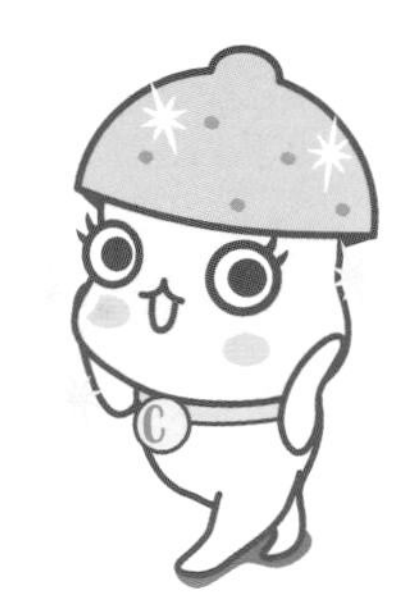

維生素C

▹提高身體的免疫力。

▹抑制活性氧化物、預防老化。

→p.42

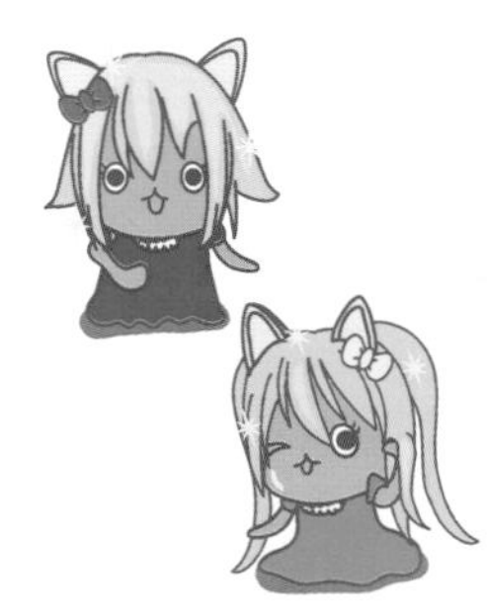

維生素A

▹維持美麗秀髮和肌膚。

▹協助維持眼睛的健康。

→p.44

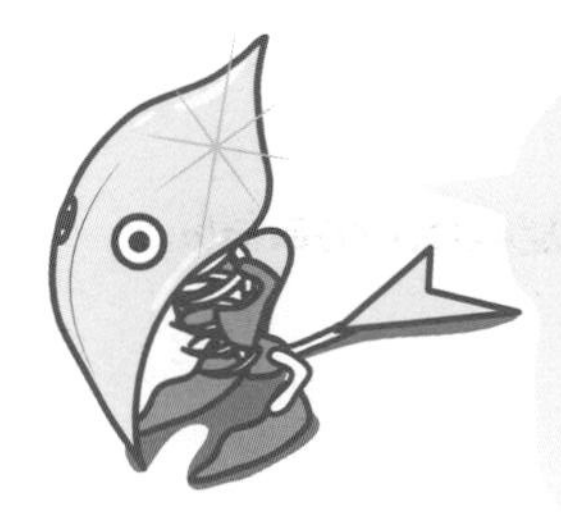

維生素D

▷協助身體吸收鈣。

▷維持血液中的鈣含量。

→p.46

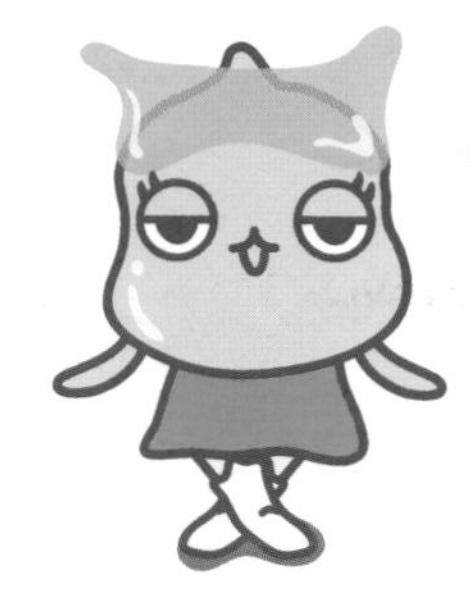

維生素E

▷抑制活性氧化物、預防老化。

▷使血液變清澈。

→p.48

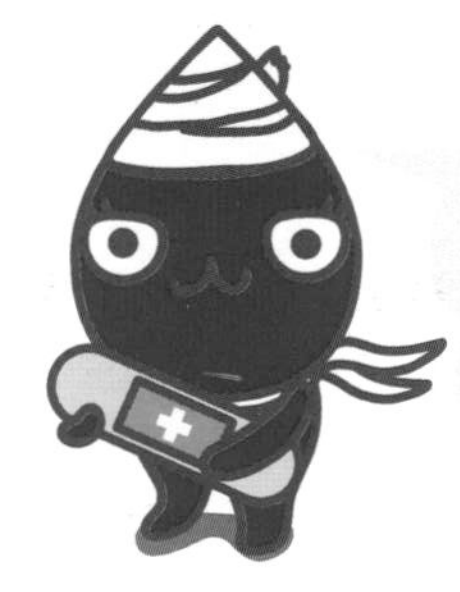

維生素K

▷協助止血。

▷協助鈣和骨骼附著在一起。

→p.50

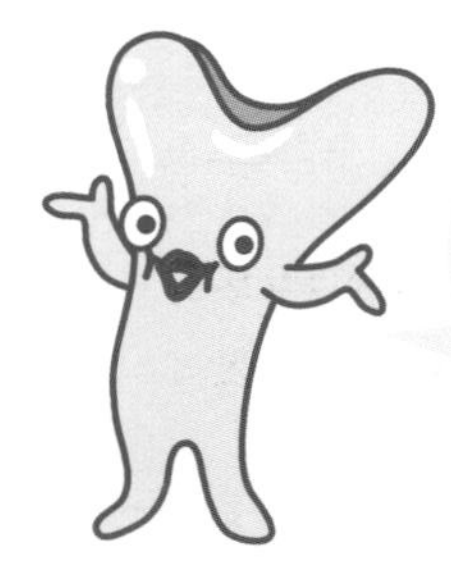

鈣

▷成為骨骼和牙齒的材料。

▷協助肌肉活動。

→p.54

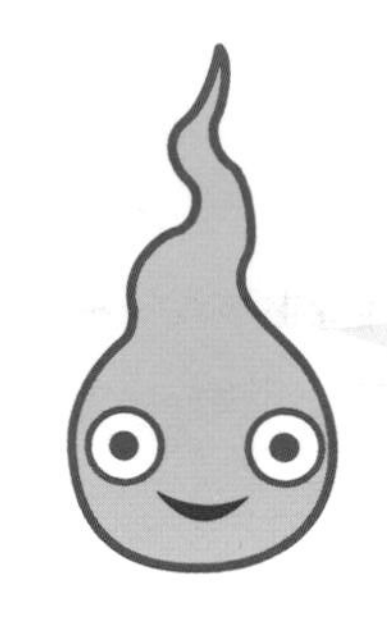

磷

▷成為骨骼和牙齒的材料。

▷協助製造能量。

→p.56

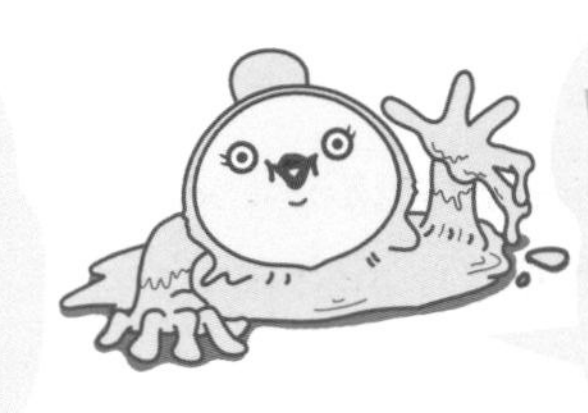

鎂

▷成為骨骼和牙齒的材料。

▷使肌肉順暢活動。

→p.56

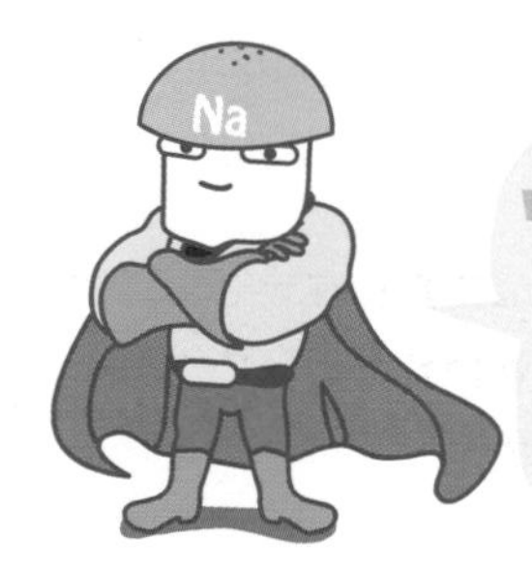

鈉

▷和鉀一起調節身體的水分和血壓。

▷調整pH值。

→p.58

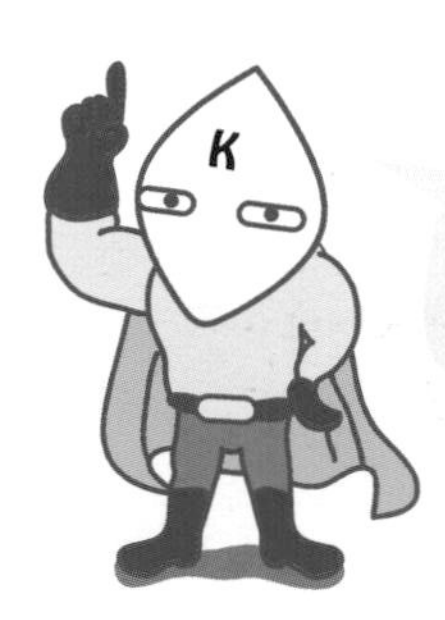

鉀

▷和鈉一起調節身體的水分和血壓。

▷協助製造能量。

→p.58

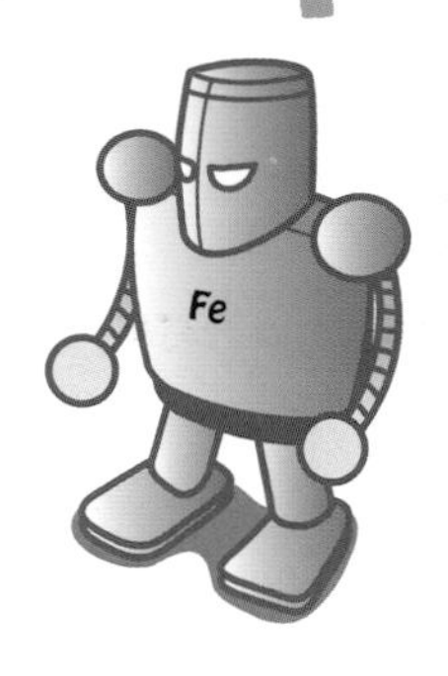

鐵

▷成為紅血球主要成分——「血紅素」的材料。

→p.60

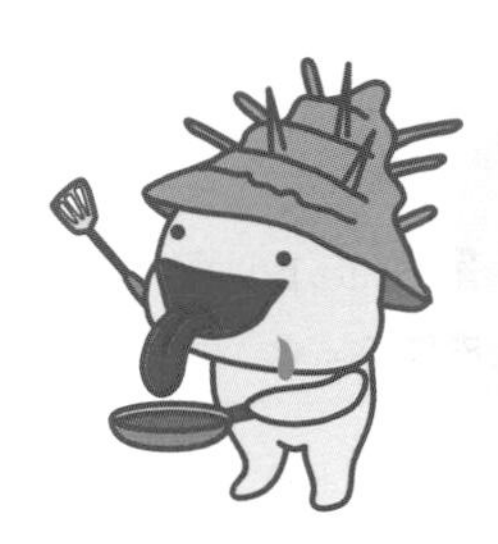

鋅

▷協助細胞進行新陳代謝。

▷促進身體製造性荷爾蒙。

→p.62

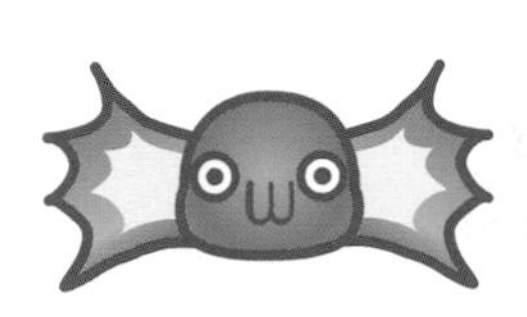

銅

▷和蛋白質黏在一起，幫助成為血紅素材料的鐵發揮作用。

→p.64

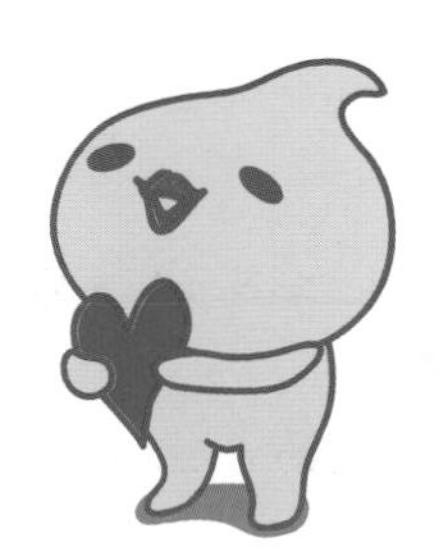

錳

▷協助身體進行代謝。

▷和身體的懷孕機能有關。

→p.65

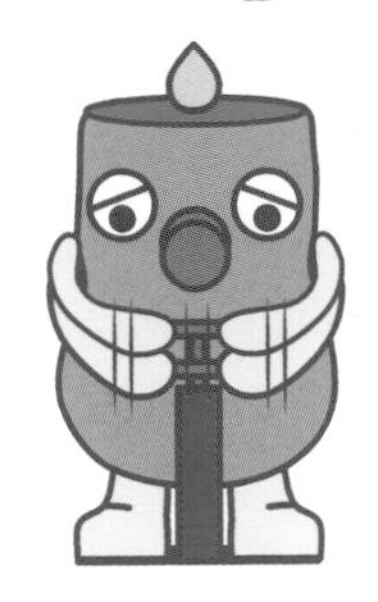

鉻

▷協助胰島素抑制血糖值。

→p.66

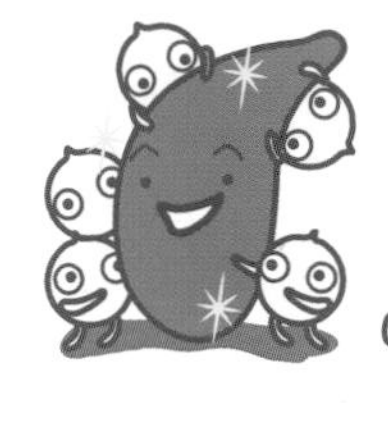

鉬

▷協助製造尿酸。

→p.67

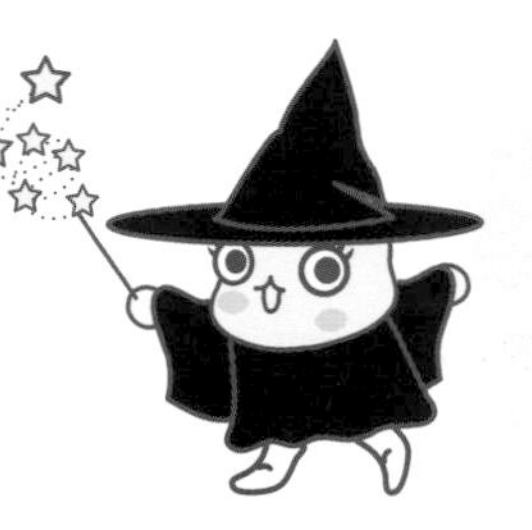

硒

▷成為去除活性氧化物的麩胱甘肽過氧化物酶的材料。

→p.68

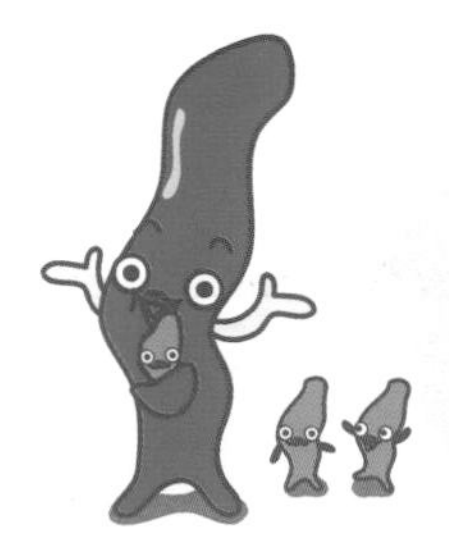

碘

▷維持美麗秀髮和肌膚。

▷幫助小孩發育成長。

→p.69

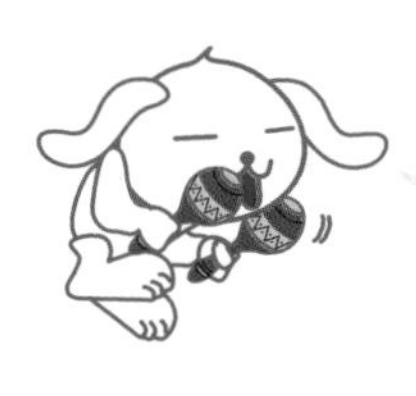

解說本書出現的人體器官和疾病等與健康有關的用語～汪！

與身體機能和構造有關

▶ 荷爾蒙

荷爾蒙是調節身體各種機能的物質。除了與製造能量和細胞代謝有關的甲狀腺荷爾蒙、女性荷爾蒙、男性荷爾蒙等性荷爾蒙之外，還有100種以上的荷爾蒙。

▶ 免疫抗體（抗體）

發揮去除病毒和細菌等從身體外部入侵體內物質的作用，稱為「免疫」。此外，保護身體免受病毒和細菌入侵的力量稱為「免疫力」。免疫抗體（抗體）是在免疫構造中，對抗並消除病毒等物質的蛋白質。

▶ 酵素

酵素是對身體所進行的活動提供協助的物質，會消化食物、活動肌肉，和各種活動有所關聯。多數維生素和礦物質會協助酵素發揮作用。

▶ 善玉菌

對人體而言，能發揮良好作用的細菌就稱為「善玉菌」。腸道中存在著各種善玉菌，包含製造維生素、幫助食物消化、吸收等類型。

▶ 新陳代謝

老舊的身體細胞更新為新細胞的情況稱為「新陳代謝」。有時也會將新陳代謝稱為「代謝」。代謝是指身體中的營養素經過合成、分解等步驟，在身體中進行的化學反應。

▶ 血壓

血液在心臟像幫浦一樣工作後，會經過血管循環到全身各處。所謂的「血壓」，是指血液從血管內側對血管壁施加的壓力。

與身體器官有關

▶ 腎臟

腎臟是將身體不要的物質和多餘水分從血液中過濾，以尿液型態排出體外的器官。

▶ 肝臟

肝臟是擁有各種功能的器官，例如合成、分解營養素、去除有害物質的毒素、製造幫助脂肪消化的膽汁等等。

▶ 胰臟

胰臟是擁有下述功能的器官，包含製造能夠分解醣類、脂質和蛋白質的胰液，或製造能夠調節血液中的醣類含量的荷爾蒙等功能。

▶ 毛細血管

毛細血管是指像非常細小的網眼一樣的血管。具有將血液中的氧氣和營養素運送到身體各個部位、回收二氧化碳等身體不要的物質的功能。

▶ 生活習慣病

生活習慣病是指飲食生活不正常、運動不足等平常生活習慣與發病症狀有密切關係的疾病。高血壓和糖尿病等疾病為代表性疾病。

▶ 腦梗塞

腦部血管堵塞、破裂，血液無法充分流通，營養無法送達堵塞處前方的細胞，導致細胞死亡的疾病稱為「腦中風」。腦中風當中，腦部血管堵塞的情況稱為「腦梗塞」，血管破裂出血的情況則稱為「腦出血」。

▶ 心肌梗塞

使心臟活動的肌肉稱為「心肌」。心肌梗塞是指環繞心臟的血管堵塞，血液無法運送到心肌，因為營養不足的緣故，有一部分的心肌細胞死亡的狀態。此外，血管變窄、心肌血液不足的狀態稱為「狹心症」。心肌梗塞和狹心症等心臟疾病稱為「心臟病」。

▶ 失智症

失智症是指隨著年紀增長，原本正常的記憶力和判斷力降低，對日常生活造成影響的狀態。不只是年長者，年輕人也會罹患失智症。

▶ 動脈硬化

從心臟將血液送到全身的血管稱為「動脈」。動脈硬化是指動脈的血管壁變硬變厚、血液流通不順暢的狀態。

▶ 骨質疏鬆症

骨質疏鬆症是指骨骼中有很多空隙，骨骼變脆弱的疾病。骨骼代謝失衡、鈣從骨骼溶解出來是造成骨質疏鬆症的原因。

▶ 糖尿病

血液中的醣類含量稱為「血糖值」。糖尿病是指抑制血糖值的胰島素含量減少，血糖值變高的狀態。糖尿病可能會引起各種疾病。

▶ 高血壓

高血壓是指血管壁遭受強大壓力的狀態。一旦形成高血壓的狀態，就有可能造成動脈硬化、出現心臟病和腦中風等情形。

▶ 心律不整

心臟一般會以固定節奏送出血液，而這個節奏變快、變慢或中斷的狀態就稱為「心律不整」。

監修

田中　明（Tanaka Akira）

女子營養大學臨床營養醫學研究室教授／營養診療所所長　醫學博士
進行生活習慣病患者的診療與各種健康雜誌、電視節目監修等事務。

蒲池桂子（Kamachi Keiko）

女子營養大學營養診療所教授
進行營養診療的經營管理、生活習慣病營養諮詢、公司企業營養顧問等事務。

插畫

いとうみつる（Ito Mitsuru）

原先從事廣告設計，後來轉換跑道，成為專職插畫家。擅長創作溫馨之中又帶有「輕鬆詼諧」感的插畫角色。

TITLE

健康營養素小圖鑑

STAFF

出版	瑞昇文化事業股份有限公司
監修	田中明　蒲池桂子
插畫	いとうみつる
譯者	邱顯惠
總編輯	郭湘齡
文字編輯	徐承義　蕭妤秦　張聿雯
美術編輯	許菩真
排版	執筆者設計工作室
製版	明宏彩色照相製版股份有限公司
印刷	桂林彩色印刷股份有限公司
法律顧問	立勤國際法律事務所　黃沛聲律師
戶名	瑞昇文化事業股份有限公司
劃撥帳號	19598343
地址	新北市中和區景平路464巷2弄1-4號
電話	(02)2945-3191
傳真	(02)2945-3190
網址	www.rising-books.com.tw
Mail	deepblue@rising-books.com.tw
初版日期	2020年6月
定價	300元

ORIGINAL JAPANESE EDITION STAFF

本文テキスト	吉川圭美
デザイン・編集・制作	ジーグレイプ株式会社

國家圖書館出版品預行編目資料

健康營養素小圖鑑 / 田中明, 蒲池桂子監修；いとうみつる插畫；邱顯惠譯. -- 初版. -- 新北市：瑞昇文化, 2020.04
84面；19X21公分
譯自：栄養素キャラクター図鑑
ISBN 978-986-401-409-5(平裝)

1.營養

411.3　　109003293